临床内科诊疗技术实践

刘晓芹 著

汕头大学出版社

图书在版编目（CIP）数据

临床内科诊疗技术实践 / 刘晓芹著 . -- 汕头 ： 汕
头大学出版社，2021.1
ISBN 978-7-5658-4221-4

Ⅰ . ①临… Ⅱ . ①刘… Ⅲ . ①内科－疾病－诊疗
Ⅳ . ① R5

中国版本图书馆 CIP 数据核字（2020）第 261288 号

临床内科诊疗技术实践
LINCHUANG NEIKE ZHENLIAO JISHU SHIJIAN

作　　者：刘晓芹
责任编辑：胡开祥
责任技编：黄东生
封面设计：钟晓图
出版发行：汕头大学出版社
　　　　　广东省汕头市大学路 243 号汕头大学校园内　邮政编码：515063
电　　话：0754-82904613
印　　刷：廊坊市海涛印刷有限公司
开　　本：710mm×1000mm　1/16
印　　张：7.5
字　　数：130 千字
版　　次：2021 年 1 月第 1 版
印　　次：2025 年 1 月第 1 次印刷
定　　价：58.00 元
ISBN 978-7-5658-4221-4

前　言

　　内科学是临床医学的基础，许多内科疾病都是临床中的常见病和多发病，严重威胁着人们的健康。随着社会经济和医学科技的发展，临床内科疾病的诊疗与研究日渐活跃，新理论、新设备不断出现并应用于临床，取得了良好的治疗效果。为适应现代临床内科学的快速发展，内科医师需要博采众长，方能与时俱进，为患者提供更高质量的医疗服务。鉴于此，编者参考大量国内外相关文献资料，结合国内临床内科工作实际，组织编写了本书。

　　本书较为系统的介绍了内科各专科常见疾病的要点、常用诊断和治疗操作技能、多发病的诊断标准及其规范化治疗。具体内容包括：第一章急性上呼吸道感染；第二章支气管哮喘；第三章心力衰竭；第四章食管疾病；第五章胃炎；第六章消化性溃疡。内容简洁丰富，结构清晰，实用性较强，有助于临床医师对疾病迅速做出正确的诊断和恰当的处理。

　　尽管编撰者均倍加努力，但由于编写水平有限，书中内容难免有疏漏和不妥之处，敬请专家、同仁和广大读者提出意见和建议。

作　者

2020 年 5 月

目　录

第一章　急性上呼吸道感染

第一节　急性上呼吸道感染

急性上呼吸道感染简称上感，是鼻腔、咽或喉部急性炎症的总称。常见病原体为病毒，仅少数由细菌引起。本病患者不分年龄、性别、职业和地区，通常病情较轻、可自愈，预后良好。某些病种具有传染性，有时可引起严重的并发症。

【流行病学】

本病全年均可发病，但冬春季节好发。主要通过含有病毒的飞沫传播，也可通过被污染的手和用具传染。多数为散发性，在气候突然变化时可引起局部或大范围的流行。病原体可由人传染人，在发病前 24 小时到发病后 2 天传染性最强。由于病毒表面抗原易于发生变异，产生新的亚型，不同亚型之间无交叉免疫，因此不仅同一个人可在 1 年内多次罹患本病，而且间隔数年后易于引起较大范围的流行。

【病因和发病机制】

（一）病因

急性上呼吸道感染约有 70% ~ 80% 由病毒引起。其中主要包括流感病毒（甲、乙、丙）、副流感病毒、呼吸道合胞病毒、腺病毒、鼻病毒、埃可病毒、柯萨奇病毒、麻疹病毒和风疹病毒等。细菌感染约占 20% ~ 30%，以溶血性链球菌最为多见，其次为流感嗜血杆菌、肺炎链球菌和葡萄球菌等，偶见革兰阴性杆菌。

(二) 诱因

各种可导致全身或呼吸道局部防御功能降低的原因，如受凉、淋雨、过度紧张或疲劳等均可诱发本病。

(三) 发病机制

当机体或呼吸道局部防御功能降低时，原先存在于上呼吸道或从外界侵入的病毒和细菌迅速繁殖，引起本病。年老体弱者和儿童易患本病。

【病理】

可无明显病理学改变，也可出现上皮细胞破坏和少量单核细胞浸润。鼻腔和咽黏膜充血、水肿，有较多量浆液性及黏液性炎性渗出。继发细菌感染后，有中性粒细胞浸润和脓性分泌物。

【临床表现】

(一) 普通感冒

俗称"伤风"，又称急性鼻炎，以鼻咽部卡他症状为主要临床表现。成人多数由鼻病毒引起，也可由副流感病毒、呼吸道合胞病毒、埃可病毒、柯萨奇病毒等引起。

本病起病较急，初期有咽部干、痒或烧灼感，可有打喷嚏、鼻塞、流清水样鼻涕等症状。2~3天后，鼻涕变稠，常伴咽痛、流泪、听力减退、味觉迟钝、咳嗽、声音嘶哑和呼吸不畅等上呼吸道症状。通常无全身症状和发热，有时可出现低热、轻度畏寒和头痛。体检时可见鼻黏膜充血、水肿，有分泌物，咽部轻度充血等。普通感冒大多为自限性，一般5~7天痊愈，有并发症者可致病程迁延。

（二）急性病毒性咽炎、喉炎

1. 急性病毒性咽炎

多数由鼻病毒、腺病毒、流感病毒、副流感病毒、肠病毒或呼吸道合胞病毒等引起。临床主要表现为咽部发痒和灼热感，咳嗽少见。流感病毒和腺病毒感染时可有发热和乏力，咽部明显充血、水肿，颌下淋巴结肿痛；腺病毒感染时常常合并眼结膜炎；当有吞咽疼痛时，提示链球菌感染。

2. 急性病毒性喉炎

常由鼻病毒、甲型流感病毒、副流感病毒或腺病毒等引起。临床特征为声音嘶哑、说话困难、咳嗽伴咽喉疼痛及发热等。体检时可见喉部水肿、充血、局部淋巴结轻度肿大伴触痛，有时可闻及喘鸣音。

（三）疱疹性咽峡炎

主要由柯萨奇病毒引起。临床表现为明显咽痛、发热，体检时可见咽部充血，软腭、悬雍垂、咽部和扁桃体表面有灰白色疱疹和浅表溃疡，周围有红晕。病程为1周左右。夏季好发，儿童多见，偶见于成人。

（四）急性咽结膜炎

主要由腺病毒和柯萨奇病毒等引起。临床表现为发热、咽痛、畏光、流泪等；体检时可见咽部和结膜充血明显。病程为4~6天。夏季好发，儿童多见，游泳者中易于传播。

（五）急性咽-扁桃体炎

主要由溶血性链球菌引起，也可由流感嗜血杆菌、肺炎链球菌、葡萄球菌等致病菌引起。临床特点为起病急、咽痛明显、畏寒、发热（体温可达39℃以上）等。体检时可见咽部充血明显，扁桃体肿大、充血、表面有脓性分泌物，颌下淋巴结肿大、压痛，肺部检查无异常发现。

【并发症】

部分患者并发急性鼻窦炎、中耳炎、气管-支气管炎或肺炎。少数患者可并发风湿病、肾小球肾炎和病毒性心肌炎等。

【实验室和辅助检查】

（一）血液常规检查

病毒性感染时白细胞计数正常或偏低，淋巴细胞比例升高；细菌感染时，白细胞总数和中性粒细胞比例增多，可出现核左移现象。

（二）病原学检查

一般情况下可不做。必要时可用免疫荧光法、酶联免疫吸附检测法、血清学诊断法或病毒分离和鉴定方法确定病毒的类型；细菌培养和药物敏感试验有助于细菌感染的诊断和治疗。

【诊断和鉴别诊断】

（一）诊断

1. 临床诊断

根据患者的病史、流行情况、鼻咽部的卡他和炎症症状以及体征，结合外周血象和胸部 X 线检查结果等，可作出本病的临床诊断。

2. 病因学诊断

借助于病毒分离、细菌培养，或病毒血清学检查、免疫荧光法、酶联免疫吸附检测法和血凝抑制试验等，可确定病因学诊断。

（二）鉴别诊断

本病应与下列疾病相鉴别：

1. 流行性感冒

患者可有上呼吸道感染表现，但具有下列特点：①传染性强，常有较大范围的流行；②起病急，全身症状较重，有高热、全身酸痛和眼结膜炎；③鼻咽部炎症症状和体征较轻；④致病原是流感病毒，检测呼吸道标本（咽拭子、鼻咽或器官抽取物）的流感病毒核酸可明确诊断。

2. 过敏性鼻炎

临床症状与本病相似，易于混淆。鉴别要点包括：①起病急骤，可在数分钟内突然发生，亦可在数分钟至 2 小时内症状消失；②鼻腔发痒、连续打喷嚏、流出多量清水样鼻涕；③发作与气温突变或与接触周围环境中的变应原有关；④鼻腔黏膜苍白、水肿，鼻分泌物涂片可见多量嗜酸性粒细胞。

（三）急性传染病

麻疹、脊髓灰质炎、脑炎等急性传染病的早期常有上呼吸道症状，易与本病混淆。为了防止误诊和漏诊，对于在上述传染病流行季节和流行地区有上呼吸道感染症状的患者，应密切观察，进行必要的实验室检查。

【治疗】

对于呼吸道病毒感染目前尚无特效抗病毒药物，故本病的治疗以对症治疗为主。

（一）对症治疗

1. 休息

发热、病情较重或年老体弱的患者应卧床休息，多饮水，保持室内空气流通，防止受寒。

2. 解热镇痛

有头痛、发热、周身肌肉酸痛症状者，可酌情应用解热镇痛药如对乙酰氨基酚、阿司匹林、布洛芬等。小儿感冒忌用阿司匹林，以防 Reye 综合征。

2. 抗鼻塞

有鼻塞，鼻黏膜充血、水肿，咽痛等症状者，可应用盐酸伪麻黄碱等选择性收缩上呼吸道黏膜血管的药物滴鼻。

4. 抗过敏

有频繁喷嚏、多量流涕等症状的患者，可酌情选用马来酸氯苯那敏或苯海拉明等抗过敏药物。为了减轻这类药物引起的头晕、嗜睡等不良反应，宜在临睡前服用。

5. 镇咳

对于咳嗽症状较为明显者，可给予右美沙芬、喷托维林等镇咳药。

鉴于本病患者常常同时存在上述多种症状，有人主张应用由上述数种药物组成的复方制剂，以方便服用，还可抵消其中有些药物的不良反应。为了避免抗过敏药物引起的嗜睡作用对白天工作和学习的影响，有一些复方抗感冒药物分为白片和夜片，仅在夜片中加入抗过敏药。

（二）病因治疗

1. 抗病毒治疗

对于无发热、免疫功能正常的患者无须应用，对免疫缺陷患者，应及早使用。可酌情选用抗病毒药利巴韦林或奥司他韦等。

2. 抗细菌治疗

如有细菌感染证据如白细胞及 C 反应蛋白升高、咽部脓苔、咳黄痰等，可酌情选用抗感染药物，如青霉素类、头孢菌素类、大环内酯类，在高水平青霉素耐药肺炎链球菌感染时可使用呼吸氟喹诺酮类（左氧氟沙星、莫西沙星、吉米沙星）等。对于单纯病毒感染者不应用抗菌药物。

（三）中医治疗

根据中医辨证施治的原则，应用中药治疗本病有一定疗效。正柴胡饮、小柴胡冲剂和板蓝根冲剂等在临床应用较为广泛。

【预后和预防】

（一）预后

多数上呼吸道感染的患者预后良好，但极少数年老体弱、有严重并发症的患者预后不良。

（二）预防

增强机体抵抗力是预防本病的主要方法。

1. 避免发病诱因

包括避免与感冒患者的接触；避免受凉、淋雨；避免过度疲劳等。

2. 增强体质

坚持有规律的、适度的运动；坚持耐寒锻炼等。

对于经常、反复发生上呼吸道感染的患者，可酌情应用卡介苗素、细菌溶解物等，有适应证者可注射呼吸道多价菌苗。

第二节　急性气管-支气管炎

急性气管-支气管炎是由感染、物理、化学刺激或过敏因素引起的气管-支气管黏膜的急性炎症。临床主要症状为咳嗽和咳痰。常发生于寒冷季节或气温突然变冷时。

【病因和发病机制】

（一）微生物

病毒感染是急性气管-支气管炎的常见病因，包括腺病毒、鼻病毒、流感病毒、呼吸道合胞病毒和副流感病毒等。细菌可从少部分患者分离，常为流感嗜血杆菌、肺炎链球菌、卡他莫拉菌等。近年来，因支原体和衣原体引起的急性气管-支气管炎也趋多见。本病多数发生于受凉、淋雨、过度疲劳等诱因导致机体气管-支气管防御功能受损时，往往在病毒感染的基础上继发细菌感染。

（二）物理、化学刺激

冷空气、粉尘、刺激性气体或烟雾（如二氧化硫、二氧化氮、氨气、氯气、臭氧等）的吸入，均可引起气管-支气管黏膜的急性损伤和炎症。

（三）过敏反应

多种变应原均可引起气管和支气管的变态反应，常见者包括花粉、有机粉尘、真菌孢子等的吸入，钩虫、蛔虫的幼虫在肺内移行及细菌蛋白质引起机体的过敏等。

【病理】

气管、支气管黏膜充血、水肿，有淋巴细胞和中性粒细胞浸润；纤毛细胞损伤、脱落；黏液腺体增生、肥大，分泌物增加。病变一般仅限于气管及近端支气管。炎症消退后，气道黏膜的结构和功能可恢复正常。

【临床表现】

（一）症状

起病较急，常先有上呼吸道感染症状，继之出现干咳或伴少量黏痰，痰量逐渐增多、咳嗽症状加剧，偶可痰中带血。如果伴有支气管痉挛，可出现程度不同的胸闷、气喘。全身症状一般较轻，可有低到中度发热，多在 3~5 天后降至正常。咳嗽和咳痰可延续 2~3 周才消失。伴有气管炎可表现为呼吸及咳嗽时胸骨后剧烈疼痛感。

（二）体征

体检时两肺呼吸音多粗糙，可闻及散在湿性啰音，啰音部位常常不固定，咳嗽后可减少或消失。支气管痉挛时可闻及哮鸣音。

【实验室和辅助检查】

（一）血液常规检查

多数病例的白细胞计数和分类无明显改变，细菌感染时白细胞总数和中性粒细胞可增多。

（二）痰液检查

痰液涂片和培养可发现致病菌。

（三）胸部 X 线

多数表现为肺纹理增粗，少数病例无异常表现。

【诊断和鉴别诊断】

（一）诊断

根据上述病史，咳嗽和咳痰等临床症状，两肺闻及散在干、湿性啰音，结合外周血象和胸部 X 线检查结果，可对本病作出临床诊断。痰液涂片和培养等检查有助于病因诊断。

（二）鉴别诊断

需与本病相鉴别的疾病包括：

1. 流行性感冒

常有流行病史；起病急骤，全身中毒症状重，可出现高热、全身肌肉酸痛、头痛、乏力等症状，但呼吸道症状较轻；根据病毒分离和血清学检查结果可确定诊断。

2. 急性上呼吸道感染

鼻咽部症状明显；一般无显著的咳嗽、咳痰；肺部无异常体征；胸部 X 线正常。

3. 其他疾病

支气管肺炎、肺结核、支气管哮喘（包括咳嗽变异性哮喘）、肺脓肿、麻疹、百日咳等多种疾病，均可能出现类似急性气管-支气管炎的临床症状，应根据这些疾病的临床特点逐一加以鉴别。

【治疗】

（一）一般治疗

适当休息、注意保暖、多饮水，避免吸入粉尘和刺激性气体。

（二）对症治疗

1. 镇咳

可酌情应用右美沙芬、喷托维林或苯丙哌林等镇咳剂。但对于有痰的患者不宜给予可待因等强力镇咳药，以免影响痰液排出。兼顾镇咳与祛痰的复方制剂在临床应用较为广泛。若咳嗽持续不缓解，可考虑应用吸入糖皮质激素缓解症状。

2. 祛痰

除了复方氯化铵、溴己新、N-乙酰-L-半胱氨酸（NAC）和鲜竹沥等常用祛痰药外，近年来，溴己新的衍生物盐酸氨溴索和从桃金娘科植物中提取的标准桃金娘油也在临床广泛应用。

3. 解痉、抗过敏

对于发生支气管痉挛的患者，可给予解痉平喘和抗过敏药物，如支气管扩张剂氨茶碱、沙丁胺醇和马来酸氯苯那敏等。

（三）抗菌药物治疗

仅在有细菌感染证据时使用。一般可选用青霉素类、头孢菌素、大环内酯类（红霉素、罗红霉素、阿奇霉素等）或呼吸喹诺酮类抗菌药物。

【预后和预防】

（一）预后

多数患者的预后良好，但少数治疗延误或不当、反复发作的患者，可因病情迁延发展为慢性支气管炎。

（二）预防

避免受凉、劳累，防治上呼吸道感染，避免吸入环境中的变应原，净化环境，防止空气污染，可预防本病的发生；参加适当的体育锻炼，增强体质，提高呼吸道的抵抗力。

第二章　支气管哮喘

【概述】

支气管哮喘（简称哮喘）是由多种细胞包括气道的炎性细胞（如嗜酸粒细胞、肥大细胞、T淋巴细胞、中性粒细胞）和结构细胞（如平滑肌细胞、气道上皮细胞等）以及细胞组分参与的气道慢性炎症性疾病。主要特征包括气道慢性炎症，气道对多种刺激因素呈现的高反应性，广泛多变的可逆性气流受限，以及随病程延长而导致的一系列气道结构的改变，即气道重构。临床表现为反复发作的喘息、气急、胸闷或咳嗽等症状，常在夜间及凌晨发作或加重，多数患者可自行缓解或经治疗后缓解。哮喘临床症状在不同时间及发作时的严重程度均表现为多变性。根据全球和我国哮喘防治指南提供的资料，经过长期规范化治疗和管理，80%以上的患者可以达到哮喘的临床控制。

【病因和发病机制】

（一）病因

哮喘与多基因遗传有关，同时受遗传因素和环境因素的双重影响。常见的哮喘危险因素及促发因素包括：

1. 内源性因

素包括哮喘易感基因、过敏体质等。传统的遗传易感基因研究从病例和家系入手，通过连锁分析或关联分析方法发现了多种哮喘相关基因，最具代表性的为决定哮喘特征性气道炎症的细胞因子基因。过敏体质是哮喘的主要危险因素，哮喘患者通常合并其他过敏性疾病如过敏性鼻炎、湿疹等。

2. 环境因素

包括室内变应原（尘螨、家养宠物、蟑螂）、室外变应原（花粉、草粉）、职业暴露（油漆、饲料、活性染料）、食物（鱼、虾、蟹、蛋类、牛奶）、被动吸烟、大气污染、呼吸道感染等。

3. 促发因素

运动、冷空气、二氧化硫、药物（β_2 受体阻滞剂、阿司匹林）、精神及心理因素等。

（二）发病机制

哮喘的发病机制非常复杂，目前可概括为气道免疫-炎症机制、神经调节机制及其相互作用。T 淋巴细胞（即 T 细胞）介导的免疫调节的失衡与慢性气道炎症的发生是最重要的哮喘发病机制。气道重构与慢性炎症和上皮损伤修复相关，并越来越受到重视。气道慢性炎症与气道重构共同导致气道高反应性的发生。

1. 气道免疫-炎症机制

（1）气道炎症形成机制：气道慢性炎症反应是由多种炎症细胞、炎症介质和细胞因子共同参与、相互作用的结果。

外源性变应原通过吸入、食入或接触等途径进入机体后被抗原递呈细胞（如树突状细胞、巨噬细胞、嗜酸粒细胞）内吞并激活 T 细胞。一方面，活化的辅助性 Th2 细胞产生白介素激活 B 淋巴细胞，使之合成特异性 IgE，后者结合于肥大细胞和嗜碱粒细胞等表面的 IgE 受体。若变应原再次进入体内，可与结合在细胞表面的 IgE 交联，使该细胞合成并释放多种活性介质导致气道平滑肌收缩、黏液分泌增加和炎症细胞浸润，产生哮喘的临床症状，这是一个典型的变态反应过程。另一方面，活化的辅助性 Th2 细胞分泌的 IL 等细胞因子可直接激活肥大细胞、嗜酸粒细胞及肺泡巨噬细胞等，并使之聚集在气道。这些细胞进一步分泌多种炎症因子，如组胺、白三烯、前列腺素、活性神经肽、血小板活化因子、嗜酸粒细胞趋化因子、转化生长因子等，构成了一个与炎症细胞相互作用的复杂网络，导致气道慢性炎症。

（2）气道高反应性：是指气道对各种刺激因子如变应原、理化因素、运动、药物等呈现的高度敏感状态，表现为患者接触这些刺激因子时气道出现过强或过早的收缩反应。气道高反应性是哮喘的基本特征，可通过支气管激发试验来量化和评估，有症状的哮喘患者几乎都存在气道高反应性，然而，出现气道高反应性者并非都是哮喘，如长期吸烟、接触臭氧、病毒性上呼吸道感染、慢性阻塞性肺疾病等也可出现气道高反应性，但程度相对较轻。因此，支气管激发试验阴性对未接受过 ICS 治疗的患者可排除哮喘诊断，但阳性并非一定诊断为哮喘。气道高反应性的发生与气道炎症、气道重构和神经调节的异常相关。

（3）气道重构：是哮喘的重要病理特征，表现为气道上皮细胞黏液化生、网状基底膜增厚、平滑肌肥大/增生、上皮下胶原沉积和纤维化、血管增生等，多出现在反复发作、长期没有得到良好控制的哮喘患者。气道重构使哮喘患者对吸入激素的敏感性降低，出现不可逆气流受限以及持续存在的气道高反应性。气道重构的发生主要与持续存在的气道炎症和反复的气道上皮损伤/修复有关。

2. 神经调节机制

神经因素是哮喘发病的重要环节之一。支气管受复杂的自主神经支配，除肾上腺素能神经、胆碱能神经外，还有非肾上腺素能非胆碱能（NANC）神经系统。肾上腺素能神经系统包括交感神经、循环儿茶酚胺、α 受体和 β 受体，任何一方面的缺陷或损伤均可导致气道高反应性，并引起哮喘发病。从大气道直到终末细支气管，β 受体的密度随气道管径变小而逐渐增高，β 受体激动剂是支气管和细支气管的强力扩张剂。β 受体功能低下是哮喘发病的一个重要环节。胆碱能神经系统是引起人类支气管痉挛和黏液分泌的主要神经，包括胆碱能神经（迷走神经），神经递质乙酰胆碱（Ach），胆碱受体。当胆碱能神经受刺激其末梢释放Ach，后者与 M 受体结合引起气道痉挛和黏液分泌增加。从大气道到终末细支气管，随着气道变小，胆碱能神经纤维的分布也越来越稀疏。胆碱能神经对大气道的作用显著大于对小气道的作用，同样抗胆碱药物对大、中气道的扩张作用亦明显大于对小气道的作用。哮喘患者对吸入组胺和醋甲胆碱反应性显著增高，其刺激阈值明显低于正常人，提示可能存在一种胆碱能神经张力的增加。NANC 能释放舒张支气管平滑肌的神经介质如血管活性肠肽、一氧化氮及收缩支气管平滑肌的介质如 P 物质、神经激肽，两者平衡失调，则可引起支气管平滑肌收缩。此外，从感觉神经末梢释放的 P 物质、降钙素基因相关肽、神经激肽 A 等导致血管扩张、血管通透性增加和炎症渗出，此即为神经源性炎症。神经源性炎症能通过局部轴突反射释放感觉神经肽而引起哮喘发作。

【病理】

气道慢性炎症作为哮喘的基本特征，存在于所有的哮喘患者，表现为纤毛上皮细胞脱落、杯状细胞增殖及气道分泌物增加、气道上皮下肥大细胞、嗜酸粒细胞、巨噬细胞、淋巴细胞及中性粒细胞等的浸润，以及气道黏膜下组织水肿、微血管通透性增加、支气管平滑肌痉挛等病理改变。若哮喘长期反复发作，可见上皮下基底膜增厚、支气管平滑肌肥大/增生、气道上皮细胞黏液化生、上皮下胶原沉积和纤维化、血管增生等气道重构的表现。

疾病早期，肉眼观解剖学上很少见器质性改变。随着疾病发展，病理学变化逐渐明显。肉眼可见肺膨胀及肺气肿，支气管及细支气管内含有主要由糖蛋白组成的黏稠痰液及黏液栓，尤其在致命性的重症哮喘患者可见大量黏液栓导致气道广泛阻塞。

【临床表现】

（一）典型哮喘的表现

典型哮喘表现为反复发作性的喘息，可伴有气促、胸闷或咳嗽。多与接触变应原、冷空气、理化刺激、病毒性上呼吸道感染、运动等有关。哮喘症状在不同时间及发作时的严重程度均表现为多变性。夜间及凌晨发作和加重常是哮喘的特征之一。症状可在数分钟内发作，经数小时至数天，用支气管舒张药后缓解或自行缓解，也有少部分不缓解而呈持续状态。

不典型者可表现为咳嗽或胸闷。所谓咳嗽变异性哮喘指以咳嗽为唯一的表现，常于夜间及凌晨发作，运动、冷空气等诱发加重，气道反应性增高，使用支气管舒张剂或吸入糖皮质激素治疗有效。

（二）特殊类型哮喘的临床表现

1. 运动性哮喘

有些青少年患者，其哮喘症状表现为运动时，尤其同时伴有遭遇冷空气时出现胸闷、咳嗽和呼吸困难，其症状通常在运动结束之后而不是运动过程中出现。

2. 阿司匹林哮

喘常具备哮喘、鼻息肉及阿司匹林不耐受三联征，也称阿司匹林综合征，其发病率占所有哮喘患者的 2%～3%，占重症哮喘患者的 20%，其治疗较难，常出现激素治疗抵抗，发病机制与过多的白三烯生成及肥大细胞过度活化有关。

3. 哮喘–慢性阻塞性肺疾病重叠综合征

指存在持续性的气流受限并同时具备哮喘和慢阻肺的多项临床特征，起病年龄常>40 岁，但在儿童或青少年时期即存在相关症状。重叠综合征常有哮喘家族史或既往曾诊断为哮喘；存在持续性的活动后呼吸困难，但症状多变性更明显；肺功能检查显示气流受限不完全可逆，但存在广泛多变性。

（三）体征

典型哮喘的体征是呼气相哮鸣音，呼气音延长。但非常严重的哮喘发作，由于气道极度收缩加上黏液栓阻塞，气流反而减弱，这时哮鸣音减弱，甚至完全消失，表现为"沉默肺"，这是病情危重的表现。非发作期体检可无异常发现，故如未闻及哮鸣音，不能排除哮喘。哮喘发作时还出现肺过度充气体征，如桶状胸，叩诊过清音，呼吸音减弱等。

【实验室和辅助检查】

（一）血液常规检查

过敏性哮喘患者可有血嗜酸粒细胞增高。

（二）痰液检查

可见较多嗜酸粒细胞。通过诱导痰液中细胞因子和炎性介质含量的测定，有助于哮喘的诊断和病情严重度的判断。

（三）肺功能检查

肺功能检查在哮喘诊断、病情严重程度分级及治疗效果评估方面具有关键作用，主要包括：

1. 通气功能检测

哮喘发作时呈阻塞性通气功能障碍表现，用力肺活量（FVC）正常或下降，1秒钟用力呼气容积（FEV_1）、FEV_1占预计值百分率（$FEV_1\%$）、1秒率（$FEV_1/FVC\%$）、最大呼气中期流速（MMFR）以及最高呼气流量（PEF）均下降。以$FEV_1/FVC\% < 70\%$或$FEV_1\% < 80\%$为判断气流受限的最重要指标。缓解期上述通气功能指标可逐渐恢复。病变迁延、反复发作者，其通气功能可逐渐下降。

2. 支气管激发试验（bronchial provocation test，BPT）

用以测定气道反应性。常用吸入激发剂为醋甲胆碱和组胺，其他激发剂包括变应原、单磷酸腺苷、甘露醇、高渗盐水等，也有用物理激发因素如运动、冷空气等作为激发剂。观察指标包括FEV_1、PEF等。结果判断与采用的激发剂有关，通常以使FEV_1下降20%所需吸入醋甲胆碱或组胺累积剂量（$PD20-FEV_1$）或浓度（$PC20-FEV_1$）来表示，如FEV_1下降≥20%，判断结果为阳性，提示存在气道高反应性。BPT 适用于非哮喘发作期、FEV_1 在正常预计值 70% 以上患者的检查。

3. 支气管舒张试验（bronchial dilation test，BDT）

用以测定气道可逆性。支气管舒张药可使哮喘发作时的气道痉挛得到改善，肺功能指标好转。常用的吸入型支气管舒张剂有沙丁胺醇、特布他林。舒张试验阳性诊断标准：①FEV_1 较用药前增加 12% 或以上，且其绝对值增加 200ml 或以上；②PEF 较治疗前增加 60L/min 或增加≥20%。

4. 呼气峰流速（PEF）及其变异率测定

由于哮喘有通气功能随时间节律变化的特点，常见夜间或凌晨症状发作或加重，通气功能下降。监测 PEF 日间、周间变异率有助于哮喘的诊断和病情评估。若昼夜 PEF 波动率≥20%，提示存在气道可逆性的改变。PEF 可采用微型峰流速仪测定，操作方便，适用于患者自我病情监测与评估。

（四）特异性变应原检查

外周血变应原特异性 IgE 增高结合病史有助于病因诊断，血清总 IgE 测定对哮喘诊断价值不大，但其增高的程度可作为重症哮喘使用抗 IgE 抗体治疗及调整剂量的依据。皮肤变应原测试用于指导避免变应原接触和脱敏治疗，临床较为常用。需根据病史和当地生活环境选择可疑的变应原进行检查，可通过皮肤点刺等方法进行，皮试阳性提示患者对该变应原过敏。

（五）胸部 X 线/CT 检查

哮喘发作早期可见两肺透亮度增加，呈过度充气状态，在缓解期多无明显异常。部分患者胸部 CT 可见支气管壁增厚、黏液阻塞。

（六）动脉血气分析

轻度哮喘发作时，PaO_2 和 $PaCO_2$ 正常或轻度下降；中度哮喘发作时，PaO_2

下降而 $PaCO_2$ 正常；重度哮喘发作时，PaO_2 明显下降而 $PaCO_2$ 超过正常，出现呼吸性酸中毒和（或）代谢性酸中毒。

【诊断和鉴别诊断】

（一）诊断标准

（1）反复发作喘息、气急、胸闷或咳嗽，多与接触变应原、冷空气、物理、化学性刺激以及病毒性上呼吸道感染、运动等有关。

（2）发作时在双肺可闻及散在或弥漫性，以呼气相为主的哮鸣音，呼气相延长。

（3）上述症状和体征可经治疗缓解或自行缓解。

（4）除外其他疾病所引起的喘息、气急、胸闷和咳嗽。

（5）临床表现不典型者（如无明显喘息或体征），应至少具备以下一项试验阳性：①支气管激发试验或运动激发试验阳性；②支气管舒张试验阳性；③昼夜PEF 变异率≥20%。

符合第 1~4 条或第 4、5 条者，可以诊断为支气管哮喘。

（二）哮喘的分期

哮喘可分为急性发作期、非急性发作期。

1. 急性发作期

指喘息、气急、胸闷或咳嗽等症状突然发生或加重，伴有呼气流量降低，常因接触变应原等刺激物或治疗不当所致。哮喘急性发作时其程度轻重不一，病情加重可在数小时或数天内出现，偶尔可在数分钟内即危及生命，故应对病情做出正确评估并及时治疗。急性发作时严重程度可分为轻度、中度、重度和危重4 级。

轻度：步行或上楼时气短，可有焦虑，呼吸频率轻度增加，闻及散在哮鸣音，肺通气功能和血气检查正常。

中度：稍事活动感气短，讲话常有中断，时有焦虑，呼吸频率增加，可有三凹征，闻及响亮、弥漫的哮鸣音，心率增快，可出现奇脉，使用支气管舒张剂后PEF占预计值60%~80%，$SaO_2$91%~95%。

重度：休息时感气短，端坐呼吸，只能发单字表达，常有焦虑和烦躁，大汗淋漓，呼吸频率>30次/分，常有三凹征，闻及响亮、弥漫的哮鸣音，心率增快常>120次/分，奇脉，使用支气管舒张剂后PEF占预计值<60%或绝对值<100L/min或作用时间<2小时，PaO_2<60mmHg，$PaCO_2$>45mmHg，SaO_2≤90%，pH可降低。

危重：患者不能讲话，嗜睡或意识模糊，胸腹矛盾运动，哮鸣音减弱甚至消失，脉率变慢或不规则，严重低氧血症和高二氧化碳血症，pH降低。

2. 非急性发作期

亦称慢性持续期，指患者虽然没有哮喘急性发作，但在相当长的时间内仍有不同频度和不同程度的喘息、咳嗽、胸闷等症状，可伴有肺通气功能下降。可根据白天、夜间哮喘症状出现的频率和肺功能检查结果，将慢性持续期哮喘病情严重程度分为间歇性、轻度持续、中度持续和重度持续4级，但这种分级方法在日常工作中已少采用，主要用于临床研究。

（三）哮喘控制水平的分级

目前最常用的非急性发作期哮喘严重性评估方法为哮喘控制水平，这种评估方法包括了目前临床控制评估和未来风险评估，临床控制又可分为控制、部分控制和未控制3个等级，这种分级方法更容易被临床医师掌握，有助于指导临床治疗，以取得更好的哮喘控制。

（四）鉴别诊断

应除外其他各种可能引起气喘或呼吸困难的疾病，方可作出支气管哮喘的诊断。

1. 左心衰竭引起的呼吸困难

过去称为心源性哮喘，发作时的症状与哮喘相似，但其发病机制与病变本质则与哮喘截然不同，为避免混淆，目前已不再使用"心源性哮喘"一词。患者多有高血压、冠状动脉粥样硬化性心脏病、风心病二尖瓣狭窄等病史和体征，常咳出粉红色泡沫样痰，两肺可闻及广泛的水泡音和哮鸣音。左心界扩大，心率增快，心尖部可闻及奔马律。胸部 X 线检查可见心脏增大，肺瘀血征。若一时难以鉴别，可雾化吸入短效 β_2-受体激动剂或静脉注射氨茶碱缓解症状后进一步检查。忌用肾上腺素或吗啡。

2. 慢性阻塞性肺疾病

多见于中老年人，临床主要表现为进行性加重的活动后气急。患者多有长期吸烟或接触有害气体的病史。有肺气肿体征，两肺或可闻及湿啰音。对中老年患者严格将慢阻肺和哮喘区分有时十分困难，肺功能检查及支气管激发试验或舒张试验有助于鉴别。如患者同时具有哮喘和慢阻肺的特征，可以诊断 ACOS。

3. 上气道阻塞

可见于中央型支气管肺癌、气管支气管结核、复发性多软骨炎等气道疾病或异物气管吸入，导致支气管狭窄或伴发感染时，可出现喘鸣或类似哮喘样呼吸困难、肺部可闻及哮鸣音。但根据临床病史，特别是出现吸气性呼吸困难，以及痰液细胞学或细菌学检查，胸部 X 线摄片、CT 或 MRI 检查和支气管镜检查等，常可明确诊断。

4. 变态反应性支气管肺曲霉病

常以反复哮喘发作为特征，伴咳嗽，咳痰，痰多为黏液脓性，有时伴血丝，可分离出棕黄色痰栓，常有低热，肺部可闻及哮鸣音或干啰音，X 线检查可见浸润性阴影，段性肺不张，牙膏征或指套征（支气管黏液栓塞），外周血嗜酸性粒细胞明显增高，曲菌抗原皮肤试验呈双相反应，曲菌抗原特异性沉淀抗体（IgG）测定阳性，血清总 IgE 显著升高。

【并发症】

严重发作时可并发气胸、纵隔气肿、肺不张；长期反复发作或感染可致慢性并发症，如慢阻肺、支气管扩张、间质性肺炎和肺源性心脏病。

【治疗】

虽然目前哮喘不能根治，但长期规范化治疗可使大多数患者达到良好或完全的临床控制。哮喘治疗的目标是长期控制症状、预防未来风险的发生，维持肺功能水平接近正常，避免因哮喘药物治疗导致的不良反应，在使用最小有效剂量药物治疗的基础上或不用药物，能使患者与正常人一样生活、学习和工作。

（一）确定并减少危险因素接触

部分患者能找到引起哮喘发作的变应原或其他非特异刺激因素，使患者脱离并长期避免接触这些危险因素是防治哮喘最有效的方法。早期确定职业性致敏因素，并防止患者进一步接触，是职业性哮喘管理的重要组成部分。

（二）常用治疗哮喘药物

治疗哮喘的药物可分为控制性药物和缓解性药物两大类：

控制性药物：是指需要长期每天使用的药物。这些药物主要通过抗炎作用使哮喘维持临床控制，其中包括吸入型糖皮质激素（ICS）、白三烯调节剂、长效 β_2 受体激动剂（LABA，不单独使用）、缓释茶碱、色苷酸钠、抗 IgE 抗体、联合药物（如 ICS/LABA）及其他有助于减少全身激素剂量的药物等。

缓解性药物：是指按需使用的药物。这些药物通过迅速解除支气管痉挛从而缓解哮喘症状，其中包括短效吸入 β_2 受体激动剂（SABA）、全身用糖皮质激素、短效吸入抗胆碱药物（SAMA）、短效茶碱。

1. 糖皮质激素

简称激素，是最有效的哮喘治疗药物。激素通过作用于气道炎症形成过程中的诸多环节，如抑制嗜酸粒细胞等炎症细胞在气道的聚集、抑制炎症因子的生成和介质释放、增强平滑肌细胞 β_2 受体的反应性等，有效抑制气道炎症。给药途径包括吸入、口服和静脉注射，吸入为首选途径。

（1）吸入给药：ICS 的局部抗炎作用强，通过吸药物直接作用于呼吸道，所需剂量较小。通过消化道和呼吸道进入血液后大部分药物被肝脏灭活，因此全身性不良反应较少，已成为目前哮喘长期治疗的首选药物。ICS 可有效减轻哮喘症状、提高生活质量、改善肺功能、降低气道高反应性、减少哮喘发作频率和减轻发作时的严重程度，降低病死率。

常用吸入激素药物有倍氯米松、布地奈德、氟替卡松、环索奈德、莫米松等。通常需规律吸入 1~2 周以上方能起效。根据哮喘病情选择吸入不同 ICS 剂量，以布地奈德为例，低剂量为 200~400μg/d，中剂量 400~800μg/d，高剂量>800μg/d。由于吸烟可以降低 ICS 的效果，故吸烟患者须戒烟并给予较高剂量的 ICS。少数患者吸入 ICS 可出现口咽念珠菌感染、声音嘶哑，吸药后用清水漱口可减轻局部反应。长期高剂量吸入 ICS 可能出现全身副作用，包括皮肤瘀斑、肾上腺功能抑制和骨密度降低等，应注意预防。伴有活动性肺结核的哮喘患者，可以在抗结核治疗的同时给予 ICS 治疗。为减少吸入大剂量激素的不良反应，可采用低、中剂量 ICS 与长效 β_2 受体激动剂、白三烯调节剂或缓释茶碱联合使用。布地奈德还有雾化用混悬液制剂，经以压缩空气为动力的射流装置雾化吸入，起效快，与短效 β_2 受体激动剂联用适用于轻、中度哮喘急性发作的治疗。

（2）口服给药：适用于轻、中度哮喘发作，慢性持续哮喘大剂量 ICS 联合治疗无效的患者，或作为静脉应用激素治疗后的序贯治疗。一般使用半衰期较短的激素，如泼尼松、泼尼松龙或甲泼尼龙等。起始 30~60mg/d，症状缓解后逐渐减量至≤10mg/d，然后停用或改用吸入剂。长期口服激素可以引起骨质疏松症、高血压、糖尿病、下丘脑-垂体-肾上腺轴的抑制、肥胖症等，不主张长期使用。对伴有结核病、骨质疏松、糖尿病、严重忧郁或消化性溃疡的哮喘患者，全身给予糖皮质激素治疗时应慎重，并应密切随访。

（3）静脉用药：严重哮喘发作时，应经静脉及时给予琥珀酸氢化可的松或甲泼尼龙。地塞米松因在体内半衰期较长、不良反应较多，宜慎用。无激素依赖倾向者，可在短期（3~5 天）内停药；有激素依赖倾向者应延长给药时间，控制哮喘症状后改为口服给药，并逐步减少激素用量。

2. β_2 受体激动剂

通过对气道平滑肌和肥大细胞等细胞膜表面的 β_2 受体的作用舒张气道平滑肌，增加气道上皮纤毛的摆动，缓解哮喘症状。此类药物较多，可分为短效（SABA，作用维持 4~6 小时）和长效（LABA，维持 ≥12 小时）。LABA 又可分为速效（数分钟起效）和缓慢起效（≥半小时起效）两种。

（1）短效 β_2 受体激动剂（SABA）：常用的药物如沙丁胺醇和特布他林等。有吸入、口服和静脉三种制剂，首选吸入给药。①吸入：吸入 SABA 通常在数分钟内起效，疗效可维持数小时，是缓解轻度至中度急性哮喘症状的首选药物，也可用于运动性哮喘。有定量气雾剂（MDI）、干粉吸入剂和雾化溶液三种剂型。对轻度或中度哮喘发作，可吸入沙丁胺醇 100~200μg/次或特布他林 250~500μg/次，必要时 20 分钟重复 1 次。SABA 溶液（如沙丁胺醇、特布他林、非诺特罗及其复方制剂）经雾化泵吸入适用于轻度至重度哮喘发作。②口服：如沙丁胺醇、特布他林、丙卡特罗片等，通常在服药后 15~30 分钟起效，疗效维持 4~6 小时。使用虽较方便，但心悸、骨骼肌震颤等不良反应比吸入给药时明显。缓释剂型和控释剂型的平喘作用维持时间可达 8~12 小时，适用于夜间哮喘患者的预防和治疗。SABA 应按需间歇使用，不能单一、长期应用 SABA 治疗哮喘。③注射：虽然平喘作用较为迅速，但因全身不良反应的发生率较高，临床较少使用。

（2）长效 β_2 受体激动剂（LABA）：吸入型 LABA 有两种：①沙美特罗：30 分钟起效，平喘作用维持 12 小时以上；②福莫特罗：给药后 3~5 分钟起效，平喘作用维持 8~12 小时以上。LABA 不推荐长期单独使用。

目前多采用联合吸入 ICS 和 LABA 的联合吸入制剂治疗哮喘，包括布地奈德/福莫特罗、丙酸氟替卡松/沙美特罗、丙酸倍氯米松/福莫特罗等。含福莫特罗的联合制剂可同时作为维持和缓解治疗的药物。联合治疗适合于中度至重度持续哮喘患者的长期治疗。

3. 白三烯调节剂

包括半胱氨酰白三烯受体拮抗剂和 5-脂氧化酶抑制剂。目前临床上主要应用的是半胱氨酰白三烯受体拮抗剂。它通过对气道平滑肌和其他细胞表面白三烯（CysLTl）受体的拮抗，抑制肥大细胞和嗜酸性粒细胞释放出的半胱氨酰白三烯的致喘和致炎作用，产生轻度支气管舒张和减轻变应原、运动和二氧化硫（SO_2）诱发的支气管痉挛等作用，并具有一定程度的抗炎作用。本品可减轻哮喘症状、改善肺功能、减少哮喘的恶化。本品可作为轻度哮喘的一线治疗药物，联合应用可减少中度至重度哮喘患者 ICS 的剂量。服用方便，安全性较好，尤适用于伴有过敏性鼻炎哮喘患者、阿司匹林哮喘、运动性哮喘的治疗。常用白三烯受体拮抗剂孟鲁司特 10mg，每天 1 次。扎鲁司特、异丁司特较少应用。

4. 茶碱

具有舒张支气管平滑肌和强心、利尿、扩张冠状动脉、兴奋呼吸中枢、呼吸肌等作用。低浓度茶碱具有抗炎和免疫调节作用。作为症状缓解药，尽管现在临床上在治疗重症哮喘时仍然静脉使用茶碱，但短效茶碱治疗哮喘发作或恶化还存在争议。因为它在舒张支气管，与足量使用的速效 $β_2$ 受体激动剂对比，没有优势，但是它可改善呼吸驱动力。不推荐已经长期服用缓释型茶碱的患者使用短效茶碱，除非该患者的血清中茶碱浓度较低或者可以进行血清茶碱浓度监测时。

（1）口服给药：包括氨茶碱和控（缓）释型茶碱。用于轻度至中度哮喘发作和维持治疗。一般剂量为每天 6 ~ 10mg/kg。口服控（缓）释型茶碱后昼夜血药浓度平稳，平喘作用可维持 12 ~ 24 小时，尤适用于夜间哮喘症状的控制。联合应用茶碱、激素和抗胆碱药物具有协同作用。但本品与 $β_2$ 受体激动剂联合应用时，易出现心率增快和心律失常，应慎用并适当减少剂量。

（2）静脉给药：氨茶碱加入葡萄糖溶液中，缓慢静脉注射，速度不宜超过0.25mg/（kg·min）或静脉滴注，适用于哮喘急性发作且近 24 小时内未用过茶碱类药物的患者。负荷剂量为 4 ~ 6mg/kg，维持剂量为 0.6 ~ 0.8mg/（kg·h）。由于茶碱的"治疗窗"窄，以及茶碱代谢存在较大的个体差异，可引起心律失常、血压下降甚至死亡，在有条件的情况下应监测其血药浓度，及时调整浓度和滴速。茶碱有效、安全的血药浓度范围在 6~15mg/L。

影响茶碱代谢的因素较多，如发热性疾病、妊娠，应用抗结核药物可降低茶碱的血药浓度；而肝脏疾患、充血性心力衰竭以及合用西咪替丁或喹诺酮类、大环内酯类等药物均可影响茶碱代谢，而使其排泄减慢、增加茶碱的毒性作用，应引起临床医师的重视并酌情调整剂量。多索茶碱的作用与氨茶碱相同，但不良反应相对较轻。双羟丙茶碱的作用较弱，不良反应也较少。

5. 抗胆碱药物

通过阻断节后迷走神经通路，降低迷走神经张力而起到舒张支气管、减少黏液分泌的作用，但其舒张支气管的作用比 β2 受体激动剂弱，起效也较慢，但长期应用不易产生耐药。抗胆碱药物分为短效抗胆碱药 SAMA（维持 4~6 小时）和长效抗胆碱药（LAMA，维持 24 小时）。常用的 SAMA 异丙托溴铵（ipratropine bromide）有 MDI 和雾化溶液两种剂型。SAMA 主要用于哮喘急性发作的治疗，多与 β2 受体激动剂联合应用。少数患者可有口苦或口干感等不良反应。常用的 LAMA 噻托溴铵（tiotropium bromide）是选择性 M1、M3 受体拮抗剂，作用更强，持续时间更久（可达 24 小时），目前只有干粉吸入剂。LAMA 主要用于哮喘合并慢阻肺以及慢阻肺患者的长期治疗，对妊娠早期妇女和青光眼或前列腺肥大的患者应慎用。

6. 抗 IgE 治疗

抗 IgE 单克隆抗体（omalizumab）是一种人源化的重组鼠抗人抗 IgE 单克隆抗体，具有阻断游离 IgE 与 IgE 效应细胞表面受体结合的作用，但不会诱导效应细胞的脱颗粒反应。主要用于经吸入 ICS 和 LABA 联合治疗后症状仍未控制且血清 IgE 水平增高的重症哮喘患者。使用方法为每 2 周皮下注射 1 次，至少 3~6 个月。但因该药临床使用的时间尚短，其远期疗效与安全性有待进一步观察。价格昂贵也使其临床应用受到限制。

7. 变应原特异性免疫疗法（SIT）

通过给予常见吸入变应原提取液（如尘螨、猫毛、豚草等），可减轻哮喘症状和降低气道高反应性，适用于变应原明确但难以避免的哮喘患者。其远期疗效和安全性尚待进一步研究与评价。哮喘患者用此疗法应严格在医师指导下进行。可选择皮下注射或舌下含服方法进行 SIT 治疗。

8. 其他治疗哮喘药物

（1）抗组胺药物：口服第二代抗组胺药物（H1 受体拮抗剂）如酮替芬、氯雷他定、阿司咪唑、氮斯汀、特非那定等具有抗变态反应作用，在哮喘治疗中的作用较弱。可用于伴有变应性鼻炎哮喘患者的治疗。这类药物的不良反应主要是嗜睡。阿司咪唑和特非那定可引起严重的心血管不良反应，应谨慎使用。

（2）其他口服抗变态反应药物：如曲尼司特（tranilast）、瑞吡司特（repirinast）等可应用于轻

度至中度哮喘的治疗。其主要不良反应是嗜睡。

（3）可能减少口服激素剂量的药物：包括口服免疫调节剂（氨甲蝶呤、环孢素、金制剂等）、某些大环内酯类抗生素和静脉应用免疫球蛋白等。其疗效尚待进一步研究。

（4）中医中药：采用辨证施治，有助于慢性缓解期哮喘的治疗。有必要对临床疗效较为确切的中（成）药或方剂开展多中心随机双盲的临床研究。

9. 新的治疗药物和方法

（1）生物制剂：①抗 IL-5 治疗：IL-5 是促进嗜酸粒细胞增多、在肺内聚集和活化的重要细胞因子。抗 IL-5 单抗（mepolizumab）治疗哮喘，可以减少患者体内嗜酸粒细胞浸润，减少哮喘急性加重和改善患者生命质量，对于高嗜酸粒细胞血症的哮喘患者效果好。该药目前已处于临床研究阶段。②IL-4Rα 亚基治疗：Dupilmnab 是一种全人源化单克隆抗体，通过阻断 IL-4Rα 亚基以调节 Th2 免疫应答中驱动子 IL-13 和 IL-4 的信号通路。前期临床研究显示该抗体可显著减少中重度持续性哮喘的发作。

（2）支气管热成形术（bronchial thermoplasty）：平滑肌增生肥大是哮喘气道重构的重要组成部分之一。支气管热成形术是经支气管镜射频消融气道平滑肌治疗哮喘的技术。该治疗方法可减少哮喘患者的支气管平滑肌数量，降低支气管收

缩能力和降低气道高反应性。支气管热形成术的近期疗效较好，但远期疗效还需要更大样本量的临床研究。

(三) 急性发作期的治疗

哮喘急性发作的治疗取决于发作的严重程度以及对治疗的反应。治疗的目的在于尽快缓解症状、解除气流受限和改善低氧血症，同时还需要制定长期治疗方案以预防再次急性发作。

对于具有哮喘相关死亡高危因素的患者，需要给予高度重视。高危患者包括：①曾经有过气管插管和机械通气的濒于致死性哮喘的病史；②在过去 1 年中因为哮喘而住院或看急诊；

③正在使用或最近刚刚停用口服激素；④目前未使用吸入激素；⑤过分依赖速效 β2 受体激动剂，特别是每月使用沙丁胺醇（或等效药物）超过 1 支的患者；⑥有心理疾病或社会心理问题，包括使用镇静剂；⑦有对哮喘治疗计划不依从的历史。

(1) 轻度：经 MDI 吸入 SABA，在第 1 小时内每 20 分钟吸入 1~2 喷。随后可调整为每 3~4h 吸入 1~2 喷。效果不佳时可加缓释茶碱片，或加用短效抗胆碱药气雾剂吸入。

(2) 中度：吸入 SABA（常用雾化吸入），第 1 小时内可持续雾化吸入。联合应用雾化吸入短效抗胆碱药、激素混悬液。也可联合静脉给予茶碱类药物。如果治疗效果欠佳，尤其是在控制性药物治疗的基础上发生的急性发作，应尽早口服激素，推荐用法：泼尼松龙 30~50mg/d 或等效的其他激素。

(3) 重度至危重度：持续雾化吸入 SABA，联合雾化吸入短效抗胆碱药、激素混悬液以及静脉给予茶碱类药物。吸氧。尽早静脉应用激素，待病情得到控制和缓解后改为口服给药。静脉激素用量：甲泼尼龙 80~160mg/d 或氢化可的松 400~1000mg/d。地塞米松因半衰期较长，对肾上腺皮质功能抑制作用较强，一般不推荐使用。静脉给药和口服给药的序贯疗法有可能减少激素用量和不良反应，如静脉使用激素 2~3 天，继之以口服激素 3~5 天。不推荐常规使用镁制剂。

经过上述治疗，临床症状和肺功能无改善甚至继续恶化，应及时给予机械通气治疗，其指征主要包括：呼吸肌疲劳、$PaCO_2 \geqslant 45mmHg$、意识改变（需进行有创机械通气）。

对重度哮喘发作的治疗，需重视补液，纠正酸中毒及电解质紊乱，并发症的处理。不推荐常规使用抗生素，但如存在呼吸道和肺部感染的证据应酌情选用广谱抗生素。由于部分哮喘患者属于特应症，对多种药物过敏，应防止药物变态反应的发生。

（四）慢性持续期的治疗

哮喘的治疗应以患者的病情严重程度为基础，根据其控制水平选择适当的治疗方案。哮喘药物的选择既要考虑药物的疗效及其安全性，也要考虑患者的实际状况，如经济收入和当地的医疗资源等。要为每个初诊患者制定个体化的治疗计划，定期随访、监测，改善患者的依从性，并根据患者病情变化及时修订治疗方案。

对以往未经规范治疗的初诊轻症哮喘患者可选择第 2 级治疗方案；如哮喘患者症状明显，应直接选择第 3 级治疗方案。从第 2 级到第 5 级的治疗方案中都有不同的哮喘控制药物可供选择。而在每一级中都应按需使用缓解药物，以迅速缓解哮喘症状。

如果使用该级治疗方案不能够使哮喘得到控制，治疗方案应该升级直至达到哮喘控制为止。当达到哮喘控制并维持至少 3 个月后，治疗方案可考虑降级。GINA 和我国哮喘防治指南的建议减量方案如下：①单独使用中至高剂量吸入激素的患者，将吸入激素剂量减少 50%；②单独使用低剂量激素的患者，可改为每日 1 次用药；③联合吸入激素和 LABA 的患者，将吸入激素剂量减少约 50%，仍继续使用 LABA 联合治疗。当达到低剂量联合治疗时，可选择改为每日 1 次联合用药或停用 LABA，单用吸入激素。若患者使用最低剂量控制药物达到哮喘控制 1 年，并且哮喘症状不再发作，可考虑停用药物治疗。上述减量方案尚待进一步验证。

通常情况下，患者在初诊后 2~4 周回访，以后每 1~3 个月随访 1 次。出现哮喘发作时应及时就诊，哮喘发作后 2 周~1 个月内进行回访。

咳嗽变异性哮喘的治疗原则与典型哮喘治疗相同。大多数患者吸入低剂量 ICS 联合支气管舒张剂（β2 受体激动剂或缓释茶碱）即可，或用两者的联合制剂如布地奈德/福莫特罗、氟替卡松/沙美特罗，必要时可短期口服小剂量糖皮质激素治疗。疗程则可以短于典型哮喘。CVA 治疗不及时可以发展为典型哮喘。难治性哮喘，指采用包括吸入 ICS 和 LABA 两种或更多种的控制药物，规范治疗至少 6 个月仍不能达到良好控制的哮喘。治疗包括：①首先排除患者治疗依从性不佳，并排除诱发加重或使哮喘难以控制的因素；②给予高剂量 ICS 联合/不联合口服激素，加用白三烯调节剂、抗 IgE 抗体联合治疗；③其他可选择的治疗包括免疫抑制剂，支气管热成形术等。

（五）免疫疗法

分为特异性和非特异性两种。特异性免疫治疗是指将诱发哮喘发作的特异性变应原（如螨、花粉、猫毛等）配制成各种不同浓度的提取液通过皮下注射、舌下含服或其他途径给予对该变应原过敏的患者，使其对此种变应原的耐受性增高，当再次接触此变应原时，不再诱发哮喘发作，或发作程度减轻，此法又称脱敏疗法或减敏疗法。一般需治疗 1~2 年，若治疗反应良好，可坚持 3~5 年。非特异性免疫治疗，如注射卡介苗及其衍生物、转移因子、疫苗等，有一定辅助的疗效。

（六）哮喘并发症的治疗

哮喘，尤其是难治性哮喘常存在多种并发症，包括肥胖、胃食管反流病、焦虑及抑郁、食物过敏、鼻炎、鼻窦炎及鼻息肉。合并肥胖的哮喘更难治疗，易并发阻塞性睡眠呼吸暂停低通气综合征及胃食管反流病。治疗上仍以吸入激素治疗为主，减肥锻炼甚至减肥手术可改善哮喘控制；合并胃食管反流病（GERD）的哮喘患者，可予以质子泵抑制剂、胃动力剂治疗。焦虑及抑郁会增加哮喘急性发作，药物及认知-行为疗法可改善哮喘控制。哮喘合并食物过敏的患者常表现为致命性哮喘发作，该类患者需常备肾上腺素自动注射装置，并注意避免进食过敏的食物。经鼻吸入激素治疗合并过敏性鼻炎、鼻窦炎的哮喘患者，可显著降低哮喘住院率。

（七）哮喘合并妊娠的治疗

无论是原有哮喘合并妊娠，还是妊娠期出现哮喘，妊娠对哮喘以及哮喘对孕妇和胎儿均有一定程度的相互影响。妊娠期哮喘的发生率约为 1%～4%，哮喘患者在妊娠期约 1/3 病情加重、1/3 减轻、1/3 病情无变化。哮喘反复发作对妊娠可产生不良影响，它对胎儿可致早产、胎儿发育不良、过期产、低体重等，对孕妇可引起先兆子痫、妊娠高血压、难产等，严重者对母亲和婴儿的生命构成威胁。因此哮喘未控制好的妇女应接受以吸入 ICS 为主的规范治疗使哮喘达到临床控制后才受孕，产前咨询非常重要。

为了达到哮喘的控制，妊娠期间哮喘患者可以继续原来吸入的 ICS（推荐布地奈德定量气雾剂或干粉剂），以控制症状的最小剂量维持。若出现哮喘症状但没有进行规范化治疗，应给予规则吸入 ICS。出现急性发作时应及时吸入速效 β_2 受体激动剂以尽快控制症状，同时吸氧，必要时短期加用全身激素。妊娠期间慎用的药物包括吸入长效 β_2 受体激动剂、肾上腺素、色甘酸钠等。分娩期哮喘发作较少，对平时规则使用激素或妊娠期经常使用激素者，为了应急之需和防止哮喘发作，可以补充全身激素。如果哮喘得到良好的控制，就不会增加围生期及分娩的危险，也不会对胎儿产生不良后果。

（八）哮喘患者的管理

1. 患者教育

教育患者建立医患之间的合作关系是实现有效的哮喘管理的首要措施。患者教育的目标是增加理解、增强技能、增加满意度、增强自信心、增加依从性和自我管理能力，增进健康，减少卫生保健资源使用。教育内容包括：①通过长期规范治疗能够有效控制哮喘；②避免触发、诱发因素的方法；③哮喘的本质、发病机制；④哮喘长期治疗方法；⑤药物吸入装置及使用方法；⑥自我监测：如何测定、记录、解释哮喘日记内容：症状评分、应用药物、PEF，哮喘控制测试（ACT）变化；⑦哮喘先兆、哮喘发作征象和相应自我处理方法，如何、何时就医；⑧哮喘防治药物知识；⑨如何根据自我监测结果，判定控制水平、选择治疗；⑩心理因素在哮喘发病中的作用。哮喘教育是一个长期、持续过程。

2. 新的哮喘管理模式——评估、治疗和监测

哮喘患者的起始治疗及调整是以患者的哮喘控制水平为依据，包括评估哮喘控制、治疗以达到控制，以及监测以维持控制这样一个持续循环过程，评估、治疗和监测哮喘治疗的目标是达到并维持哮喘控制。

【预后】

多数哮喘患者通过合理使用现有的防治哮喘药物，可以控制哮喘症状，避免急性发作。约一半的哮喘儿童在发育期中哮喘症状可自行缓解，其中约半数在数年、十几年或数十年后哮喘复发。近年来有人报道，年龄和症状较轻、血 IgE 较低并且治疗及时正确的成年哮喘患者也可临床治愈。相反，未经合理治疗的哮喘患者，反复发作，病情逐渐加重，可并发肺气肿、肺源性心脏病，预后较差。

第三章　心力衰竭

　　心力衰竭（简称心衰）是由心脏结构或功能异常所导致的一种临床综合征。由于各种原因的初始心肌损害（如心肌梗死、心肌炎、心肌病、血流动力负荷过重等）引起心室充盈和射血能力受损，导致心室泵血功能降低，患者主要表现为呼吸困难、疲乏和液体潴留。心力衰竭是一种进展性疾病，表现为渐进性心室重构；心力衰竭是一种症状性疾病，表现为血流动力学障碍，心室腔压力高于正常［左室舒张末期压>18mmHg（2.4kPa），右室舒张末期压>10mmHg（1.3kPa）］即为心功能不全；心力衰竭是心血管疾病的最严重阶段，死亡率局，预后不良。

　　随着心力衰竭病理生理机制的研究进展，促进了心力衰竭治疗学的进步。针对液体潴留应用利尿剂和针对血流动力学异常应用扩血管药和强心剂，改善了心衰患者症状；针对神经-内分泌异常激活应用神经激素拮抗剂，改善了心衰患者预后；针对炎症免疫异常激活，探索心衰患者的免疫调节治疗。依据心衰发生速度分为急性心力衰竭和慢性心力衰竭。

第一节　慢性心力衰竭

　　慢性心力衰竭（简称慢性心衰）是不同病因引起器质性心血管病的临床综合征，是临床常见的危重症。随着年龄增高，心力衰竭的患病率显著上升。

【病因】

(一) 基本病因

1. 心肌病变

(1) 原发性心肌损害：冠状动脉疾病导致缺血性心肌损害如心肌梗死、慢性心肌缺血。炎症和免疫性心肌损害如心肌炎、扩张型心肌病。遗传性心肌病如家族性扩张型心肌病、肥厚型心肌病、右室心肌病、心室肌致密化不全、线粒体心肌病。

(2) 继发性心肌损害：代谢内分泌性疾病（如糖尿病、甲状腺疾病）、结缔组织病、心脏毒性药物和系统性浸润性疾病（如心肌淀粉样变性）等并发的心肌损害，酒精性心肌病和围生期心肌病也是常见病因。

(3) 心脏舒张受限：常见于心室舒张期顺应性减低（如冠心病心肌缺血、高血压心肌肥厚、肥厚型心肌病）、限制型心肌病和缩窄性心包炎。二尖瓣狭窄和三尖瓣狭窄限制心室充盈，导致心房衰竭。

2. 心脏负荷过度

(1) 压力负荷过度：又称后负荷过度，是心脏收缩时承受的阻力负荷增加。左心室压力负荷过度见于高血压、主动脉流出道受阻（主动脉瓣狭窄、主动脉缩窄）；右心室压力负荷过度见于肺动脉高压、肺动脉瓣狭窄、肺阻塞性疾病和肺栓塞等。

(2) 容量负荷过度：又称前负荷过度，是心脏舒张时承受的容量负荷过重。左心室容量负荷过度见于主动脉瓣、二尖瓣关闭不全，先天性心脏病右向左或左向右分流；右心室容量负荷过度见于房间隔缺损、肺动脉瓣或三尖瓣关闭不全等；双心室容量负荷过度见于严重贫血、甲状腺功能亢进、脚气性心脏病、动静脉瘘等。

（二）诱因

1. 感染

感染是常见诱因，以呼吸道感染占首位，感染后加重肺瘀血，使心力衰竭诱发或加重。

2. 心律失常

快速心房颤动时心排血量降低，心动过速增加心肌耗氧，加重心肌缺血，诱发或加重心力衰竭。严重心动过缓降低心排血量，也可诱发心力衰竭。

3. 肺栓塞

心力衰竭病人长期卧床容易产生深部静脉血栓，发生肺栓塞，增加右心室负荷，加重右心力衰竭。

4. 劳力过度

体力活动、情绪激动和气候突变、进食过度或摄盐过多均可以引发血流动力学变化，诱发心力衰竭。

5. 妊娠和分娩

有基础心脏病或围生期心肌病患者，妊娠分娩加重心脏负荷可以诱发心力衰竭。

6. 贫血与出血

慢性贫血病人表现为高排血量性心力衰竭。大量出血引发低心排血量和反射性心率加快，诱发心力衰竭。

7. 其他

输液过多过快可以引起急性肺水肿；电解质紊乱诱发和加重心力衰竭，常见于低血钠、低血钾、低血镁等。

【病理生理】

心脏做功维持机体血液循环，生理状态下受到神经介质和体液因子的调节。

当心肌受到损害时，心肌会发生适应性的代偿，维持心脏做功，机体通过神经-体液-细胞因子的相互作用，使心脏代偿维持机体血液循环；由于神经-体液-细胞因子过度激活，使心室重构从适应性代偿到失代偿，最终发生心力衰竭。

（一）慢性心力衰竭的细胞和分子机制

心肌损伤后，心肌细胞发生能量代谢、细胞结构和调节蛋白的变化，以适应心力衰竭的代偿机制。

1. 心脏收缩障碍

心肌收缩力减低的发生机制包括收缩蛋白改变、调节蛋白异常、兴奋-收缩耦联障碍与钙运转失常。

（1）心肌收缩蛋白的改变：心力衰竭时，各种原因引起心肌细胞数量减少，收缩蛋白大量丧失，心肌收缩过程减弱，心排血量减少。心肌细胞数量减少主要因为心肌细胞坏死、凋亡和自噬所致，目前认为其主要机制与儿茶酚胺、血管紧张素 II、活性氧簇、炎症细胞因子等因素有关。心力衰竭时心肌收缩蛋白（如肌凝蛋白重链、肌纤蛋白）由正常成人型向胚胎型转化，导致 ATP 酶活性降低，心肌收缩功能受损。

（2）心肌调节蛋白异常：在机械应力增加和人类心力衰竭患者的心房和心室肌中，可以观察到肌钙蛋白亚型（T_2）表达增加，其表达水平与心力衰竭严重性相关，而正常心肌组织以肌钙蛋白 T 亚型（T_1）为主。

（3）兴奋-收缩耦联障碍与钙运转失常：钙在心肌收缩过程中起到关键作用。心力衰竭时，①肌浆网摄取钙的量减少：细胞外 Ca^{2+} 内流可以激发肌浆网释放 Ca^{2+}，由于衰竭心肌细胞 Ca^{2+}-ATP 酶活性降低，肌浆网摄取和储存 Ca^{2+} 的量减少，影响心肌复极化，可能是心肌收缩性降低的重要原因；②肌浆网释放钙障碍：Ca^{2+} 内流受阻或肌浆网摄取 Ca^{2+} 障碍时，都可以影响肌浆网释放 Ca^{2+}，从而妨碍心肌收缩；③心肌细胞内 cAMP 生成减少：已经证实人体衰竭心肌腺苷酸环化酶活性降低，cAMP 净生成降低约 50%，引起钙内流和肌浆网摄取钙的量减少，导致兴奋-收缩耦联障碍。

2. 心肌能量代谢障碍

心肌能量代谢过程大致分为三个阶段，能量产生、能量储存和运送、能量利用，任何一个环节发生障碍，均可以引起心力衰竭。

（1）心肌能量产生障碍：心肌能量几乎全部来自有氧氧化。当心肌缺血时，严重影响三羧酸循环和氧化磷酸化的正常进行，从而导致心肌能量产生障碍。心力衰竭时线粒体呼吸链功能明显降低，表现在线粒体的耗氧率和磷/氧比值减少，此时线粒体对 Ca^{2+} 的转运能力发生障碍，影响心肌舒缩和离子泵的运转，促使心力衰竭的发生发展。

（2）能量储存和转运障碍：心力衰竭时心肌中的 ATP 含量无明显减少，但肌酸磷酸（CP）含量却显著减少，并与心肌舒缩功能障碍呈正相关，一旦恢复 CP 的含量，心肌的舒缩功能也随之改善。可见心力衰竭早期心脏舒缩功能障碍不是由于 ATP 的产生和储存障碍所致，而是与 ATP 的转运和 CP 的形成障碍有关。

（3）能量利用障碍：心力衰竭时，心肌利用 ATP 化学能作机械功的过程出现障碍，即心肌能量利用发生障碍。随着心脏负荷过重而发生心肌肥大，肌凝蛋白头部 ATP 酶活性降低，致使 ATP 分解发生障碍，因而影响心肌舒缩功能。

（二）慢性心力衰竭的病理生理机制

当心肌收缩力减弱时，为了保证正常的心排血量，机体通过多种机制进行代偿以维持其泵功能。代偿能力有一定限度，长期维持时将出现失代偿，发生心力衰竭。

1. Frank-Starling 机制

主要通过调节心脏前负荷维持正常心排血量。中度收缩性心力衰竭，通过 Frank-Starling 机制的调节，心肌舒张末期容量即前负荷增加，静息时心排出量和心室做功可以维持在正常水平。

2. 心室重构

原发性心肌损害和心脏负荷过重使心脏功能受损，导致心室肥厚或心室扩大等代偿性变化，即心室重构，它包括心脏的几何形态、心肌细胞及其间质成分、心肌细胞的表型发生一系列改变的病理及病理生理现象。心室重构是心力衰竭发生发展的基本机制，具有三个主要特征：①伴有胚胎基因再表达的病理性心肌细胞肥大，②心肌细胞死亡，③心肌细胞外基质过度纤维化或降解增加。心室重构初期是对血流动力学等因素改变的适应性机制，目的是维持心排血量；在持久病理性情况下，这种心脏结构的改变最终导致失代偿性心力衰竭。影响心室重构的主要因素：①心肌机械张力，②交感神经系统，③肾素-血管紧张素系统，④醛固酮，⑤基质金属蛋白酶系统，⑥细胞因子，⑦内皮源性激素，⑧氧化应激。

3. 神经-体液-细胞因子的病理生理机制

当心脏排血量不足，心腔内压力升高时，机体全面启动神经-体液-免疫机制进行代偿，三大系统之间发生相互作用，促使心肌重构渐进性进展。

（1）神经介质

①交感神经兴奋性增强：心力衰竭早期，通过颈动脉和主动脉压力感受器和化学感受器的调控引起交感神经兴奋性增强，大量肾上腺素（epinephrine，E）和去甲肾上腺素（norepinephrine，NE）释放入血中，维持心排血量。心力衰竭患者血中 NE 和 E 显著升高，但心肌组织中 NE 含量显著减少。血浆儿茶酚胺增高的范围与患者存活率的降低呈现强烈相关性，即心功能越差，血中儿茶酚胺含量越高。

②副交感神经功能障碍：心力衰竭时，副交感神经对窦房结自律性的控制显著减低；在静息状态下，心力衰竭患者迷走神经张力降低，对动脉血压升高所致心率减慢的控制作用显著减弱。因此，心力衰竭时交感神经兴奋占主导，为应用 β_1-受体阻滞剂治疗心衰提供了理论依据。

（2）体液因子

①肾素-血管紧张素-醛固酮系统（RAAS）失衡：急性心衰，低心排血量引起低肾脏灌注，刺激肾小球旁体的 β1-受体，这是急性心力衰竭引起 RAAS 激活的主要机理。慢性心衰，严格限钠和利尿剂的使用引起低血钠，低钠激活致密斑感受器，使 RAAS 异常激活；ACE－AngII－AT1 受体轴异常活跃，ACE2－Ang

（1-7）-Mas 受体轴削弱，RAAS 系统失衡，引起水钠潴留、心肌重构，加重心肌损伤和心功能恶化，渐进性激活神经体液机制，形成恶性循环。

②精氨酸加压素：精氨酸加压素（arginine vasopressin，AVP，又称抗利尿激素）是一个脑垂体激素，具有血管收缩作用和抑制利尿作用。AVP 有两种受体亚型即 V_1 和 V_2 受体，AVP 与 V_1 受体结合导致血管收缩，与肾脏集合管 V_2 受体结合导致水通道蛋白增加，促进水回吸收，增加液体潴留。心力衰竭时心房牵张受体的敏感性下降，使 AVP 的释放不能受到相应的抑制，导致血浆 AVP 水平升高。心力衰竭早期 AVP 效应有一定的代偿作用；长期 AVP 增加将使心力衰竭进一步恶化。

③利钠肽类：已经证实人类有两种利钠肽：心钠肽（atrial natriuretic peptide，ANP）主要储存于右心房、脑钠肽（brain natriuretic peptide，BNP）主要储存于心室肌和 C-利钠肽（type C natriuretic peptide，CNP）主要存在于血管系统。压力负荷增加和牵拉机制激活引起利钠肽的分泌，生理作用是扩张血管、增加排钠、对抗肾上腺素、RAAS 的水钠潴留效应。心力衰竭时循环中脑钠肽水平升高，其增高程度与心力衰竭的严重程度呈正相关，可以作为评定心力衰竭进程和预后的指标。

④内皮素：内皮素（endothelin，ET）是由循环系统内皮细胞释放的强力血管收缩肽。至少发现两种 ET 受体亚型，ET-A 和 ET-B。心力衰竭时，血浆 ET 水平升高，直接与肺动脉压力升高相关。急性心肌梗死时，血浆 ET 水平与泵功能的 Killip 分级平行。临床应用 ET 受体拮抗剂可以改善心力衰竭患者的血流动力学效应。

（3）细胞因子：急性心肌损伤后，机体免疫系统被激活，表现为 Th 亚群（Th_1/Th_2、Th_{17}/Treg）功能失衡，通过产生大量细胞因子介导心室重构；细胞因子还可以由局部组织细胞产生，近年我们发现缺血心肌细胞自分泌 TNF-α，以自分泌、旁分泌方式作用于靶细胞介导心肌细胞凋亡。慢性心力衰竭患者循环中促炎细胞因子（proinflammation cytokine）水平增高，包括肿瘤坏死因子-α（tumor necrosis factor-α，TNF-α）、白细胞介素（interleukin，IL）-1β、IL-17

和 IL-6 等，抗炎细胞因子如 IL-10 水平降低，转化生长因子-β（transforming growth factor-β，TGF-β）水平增加，这些细胞因子水平改变与心力衰竭发生发展相关。在左室肥厚发展过程中，TGF-β$_1$ 促进左室肥厚发展，TGF-β$_3$ 抑制左室肥厚。心源性恶病质（cardiac cachexia）时 TNF-α 水平显著增高。

（2）心力衰竭时神经-体液-细胞因子的相互作用

①TGF-β 与血管紧张素Ⅱ（angiotensin，AngⅡ）在心脏重构中的作用：心脏受超压力负荷刺激，产生 AngⅡ，增加了 TGF-β$_1$ 在心肌细胞表达，一方面导致 c-fos、c-jun 等原癌基因表达，致心脏收缩蛋白胚胎型 β-肌球蛋白重链、心房肽表达；另一方面通过与膜受体结合，激活细胞生长信号传递的第二信使如蛋白激酶 C、有丝分裂蛋白激酶，诱导 RNA 和蛋白质合成，而致心肌肥厚。

②TNF-α 和 AngⅡ 在心力衰竭中的作用：在心脏限制性过度表达 TNF-α 的转基因小鼠模型中，心肌 RAAS 系统被选择性的激活，小鼠心脏向心性肥厚和心肌纤维化，提示持续的 TNF-α 信号刺激可以引起 RAAS 系统选择性激活，激活的 RAAS 系统可以诱导心肌肥厚。病理生理状态下 AngⅡ 的浓度足够通过 NF-κB 途径激活成年心脏中 TNF-αmRNA 和蛋白的合成。AngⅡ 和 TNF-α 可以通过共同信号途径-丝裂原活化蛋白激酶（mitogen activated protein kinase，MAPK）激活心肌细胞内 ERK、JNK 和 p38，诱导氧化应激，引起心肌细胞肥大和凋亡。

③交感神经系统和细胞因子在心力衰竭中的作用：慢性心衰过程中，交感神经系统慢性激活，通过儿茶酚胺与 β 肾上腺素能受体作用，诱导心肌细胞因子（TNF-α、IL-1β 和 IL-6）表达，用 β 受体阻滞剂治疗能改善 T 细胞亚群功能失衡，逆转交感神经引起的自然杀伤细胞、抑制性 T 细胞、细胞毒性细胞的变化以及丝裂原增殖和 IL-2 表达，从而使左心室功能改善。

总之，心力衰竭时机体神经-体液-细胞因子的激活及其相互作用，导致心室重构，使心力衰竭不断进展，发生心脏恶病质。

(三) 舒张性心力衰竭

1. 心肌舒张的分子基础

当肌浆中的 Ca^{2+} 浓度从 $10\sim5mol$ 降至 $10\sim7mol$ 时，Ca^{2+} 与肌钙蛋白解离，使肌钙蛋白-原肌凝蛋白的构型恢复原位，肌纤蛋白向肌节外滑行，肌节延长；ATP 的充分供应是心肌舒张的基础。当任何原因使心肌肌浆中的 Ca^{2+} 不能及时转移或使 ATP 供应障碍时，均可导致心脏的舒张异常和充盈受限，从而发生心力衰竭。

2. 心肌舒张异常的机制

(1) 肌浆网对钙的摄取发生障碍：当心肌缺血时，cAMP 缺乏、钙调素不足或酸中毒，由于钙泵活性降低，或由于能量供应不足都可以因 Ca^{2+} 的转运障碍，使肌浆中的 Ca^{2+} 不能迅速移去，造成心脏早期舒张异常。

(2) 心室舒张顺应性降低和充盈障碍：心室顺应性是指单位压力变化下所能引起的容积改变（dv/dp），顺应性的倒数称为心室僵硬度，即在单位容积变化下所能引起的压力改变（dP/dv）。心肌僵硬度的进行性增加是代偿性舒张功能不全向舒张性心力衰竭发展的重要因素。肌联蛋白（titin）的含量及其亚型 N2B 表达的增加和间质胶原重构，分别从心肌细胞本身和细胞间结构的改变两方面影响心肌僵硬度。Ⅰ型胶原和Ⅲ型胶原是细胞外基质的主要结构蛋白，成纤维细胞表达Ⅰ型胶原和Ⅲ型胶原。舒张性心力衰竭时存在以巨噬细胞为主的炎症因子激活，巨噬细胞分泌基质金属蛋白酶（MMPs）降解基质胶原蛋白，继发的纤维增生修复促进间质胶原重构，心肌僵硬度增加，舒张功能发生障碍。

3. 心肌肥厚

心肌肥厚是心脏对后负荷增加的主要代偿机制。肥大心肌细胞数量不增多，而以心肌纤维增多为主。心肌肥厚引起的早期变化是线粒体增加，为心肌提供能量；到后期，线粒体增大增多的幅度落后于心肌纤维的增多，心肌从整体上显得能源不足，进而逐渐发展为心肌细胞死亡。心肌肥厚使心室顺应性降低，心室舒张受限，导致心室舒张末期压力升高，引起舒张性心力衰竭。肥厚型心肌病、主动脉狭窄、高血压病以及可逆心肌缺血均存在心肌舒张功能异常，其机制是心脏舒张功能的损害和心室舒张末期压力–容积曲线左移，继而导致的心室充盈障碍。

【临床表现】

各种心脏病有各自的临床表现。心力衰竭的临床表现主要描述体循环、肺循环瘀血和心排血量降低引起的症状和体征。

(一) 左心力衰竭

1. 症状

主要表现为肺循环瘀血和心排血量降低所致的临床综合征。

（1）呼吸困难：呼吸困难是左心力衰竭的主要症状，由于肺循环瘀血，肺顺应性降低，患者表现为不同程度的呼吸困难。

①劳力性呼吸困难：呼吸困难发生在重体力活动时，休息后可自行缓解。不同程度运动量引发的呼吸困难，预示心力衰竭的程度不同。

②夜间阵发性呼吸困难：阵发性呼吸困难发生在夜间，病人突然憋醒，感到窒息和恐怖，并迅速坐起，需要 30 分钟或更长时间方能缓解。其发生机制与平卧睡眠后回心血量增加、迷走神经张力增高使小支气管痉挛、膈肌抬高、肺活量减少等因素有关。

③端坐呼吸：平卧几分钟后出现呼吸困难，需要坐位，仍然气喘。其发生机制是左心室舒张末期压力增高，使肺静脉和肺毛细血管压进一步增高，引起间质性肺水肿，增加气道阻力，降低肺顺应性，加重呼吸困难。

④急性肺水肿：气喘伴哮鸣，是呼吸困难最严重状态，是急性心力衰竭的表现。

（2）咳嗽、咳痰和咯血：咳嗽是较早发生的症状，是肺瘀血时气道受刺激的反应，常发生在夜间，坐位或立位时咳嗽缓解。咳痰通常为白色泡沫样、痰带血丝，或粉红色泡沫样痰。肺毛细血管压很高时肺泡出现浆液性分泌物，痰带血丝提示肺微血管破损，血浆渗入肺泡时出现粉红色泡沫样痰。

（3）体力下降、乏力和虚弱：左心室排血量降低不能满足外周组织器官灌注，引起乏力，老年人还可出现意识模糊、记忆力减退、焦虑、失眠等精神症状。

（4）泌尿系统症状：夜尿增多，见于左心力衰竭早期血流再分布。尿量减少、少尿或血肌酐升高，见于严重心力衰竭时心排血量下降，肾血流减少，甚至发生肾前性肾功能不全。

2. 体征

左心力衰竭程度的变化可表现出相应的体征。

（1）肺部体征：肺部湿性啰音是左心力衰竭的主要体征。劳力性呼吸困难时可闻及肺底少许湿性啰音，夜间阵发性呼吸困难时两肺较多湿性啰音、可伴哮鸣音及干啰音，急性肺水肿时两肺满布湿啰音、常伴哮鸣音。间质性肺水肿时，呼吸音减低，肺部可无干湿性啰音。约 1/4 左心力衰竭患者发生胸腔积液征。

（2）心脏体征：心尖冲动点左下移位，提示左心室扩大。心率加快、舒张早期奔马律（或病理性 S_3 心音）、P_2 亢进，心功能改善后 P_2 变弱，见于急性心肌损害，如急性重症心肌炎、急性心肌梗死、急性心力衰竭发作时。心尖部可闻及收缩期杂音，见于左心室扩大引起相对性二尖瓣关闭不全、瓣膜或腱索断裂引起二尖瓣关闭不全。交替脉见于左室射血分数增加引起的心力衰竭，如高血压、主动脉瓣狭窄、冠心病。

（3）一般体征：严重呼吸困难病人可出现口唇发绀、黄疸、颧部潮红、脉压减小、动脉收缩压下降、脉率加快。外周血管收缩表现为四肢末梢苍白、发冷、指趾发绀、窦性心动过速、心律失常等交感神经活性增高的伴随征象。

（二）右心力衰竭

1. 症状

主要表现为体循环瘀血为主的临床综合征。

（1）消化系统症状：食欲缺乏、腹胀、恶心、呕吐、便秘、上腹痛等症状由长期胃肠道瘀血引起。右上腹饱胀、肝区疼痛由肝瘀血肿大，肝包膜被牵拉所致。长期肝瘀血可导致心源性肝硬化。

（2）泌尿系统症状：白天少尿、夜间多尿见于肾脏瘀血引起肾功能减退，可出现少量蛋白尿、透明或颗粒管型、红细胞、血尿素氮升高。

（3）呼吸困难：单纯右心力衰竭可表现轻度气喘，主要由于右心室扩大限制左室充盈，肺瘀血所致。二尖瓣狭窄发生右心力衰竭时，可出现轻度呼吸困难，因存在肺瘀血。

2. 体征

右心力衰竭可表现出体循环瘀血的体征。

（1）颈外静脉体征：肝颈静脉反流征是指轻度右心力衰竭时，按压右上腹，使回心血量增加，出现颈外静脉充盈。颈外静脉充盈是右心力衰竭最早征象，有助于与其他原因引起的肝大相区别。

（2）肝大和压痛：瘀血性肝大和压痛常发生在皮下水肿之前，右心力衰竭短时间迅速加重，肝脏急剧增大，肝包膜被牵拉可出现压痛、黄疸、转氨酶升高。

（3）水肿：水肿是右心力衰竭的典型体征，发生于颈外静脉充盈和肝大之后。首先出现足、踝、胫骨前水肿，向上蔓延及全身，发展缓慢。早期白天站立后出现水肿，平卧休息后消失；晚期出现全身性凹陷性水肿，长期卧床患者表现为腰骶部和下肢水肿。伴有血浆白蛋白过低时，出现颜面水肿，提示预后不良。

（4）胸水和腹水：一般双侧胸水多见，常以右侧为甚，主要与体静脉和肺静脉压同时升高、胸膜毛细血管通透性增加有关。腹水见于病程晚期，与心源性肝硬化有关。

（5）心脏体征：心率加快，胸骨左缘或剑突下可见明显搏动，提示右心室肥厚和右心室扩大。三尖瓣听诊区可闻及右室舒张期奔马律、收缩期杂音，提示心肌损害、相对性三尖瓣关闭不全。右心力衰竭多由左心力衰竭引起，可见全心扩大征象。

（6）其他：发绀多为外周性，严重持久的右心力衰竭可有心包积液、脉压降低或奇脉等体征。

（三）全心力衰竭

全心力衰竭见于心脏病晚期，病情危重。同时具有左、右心力衰竭的临床表现，由左心力衰竭并发右心力衰竭患者，左心力衰竭症状和体征有所减轻。

【实验室和辅助检查】

（一）常规化验检查

有助于对心力衰竭的诱因、诊断与鉴别诊断提供依据。

（1）血常规：血红蛋白降低，贫血为心力衰竭加重因素。白细胞增加、中性粒细胞增多提示感染诱因。

（2）尿常规和肾功能检查：少量蛋白尿、透明或颗粒管型、红细胞，血尿素氮和肌酐升高，有助于与肾脏疾病和肾病性水肿鉴别。心力衰竭合并肾功能不全时要注意洋地黄的合理使用。

（3）电解质和酸碱平衡检查：低钾、低钠血症和代谢性酸中毒是难治性心力衰竭的诱因，电解质要根据检查结果补充。

（4）肝功能检查：谷丙转氨酶（ALT）、谷氨酰胺转肽酶（γ-GT）和总胆红素轻度升高，有助于与非心源性水肿鉴别，低蛋白血症也见于右心力衰竭晚期。

（5）内分泌功能：心力衰竭晚期可见甲状腺功能减退，皮质醇减低，是心力衰竭诱发加重和难治的原因。

（二）生物学标记物检查

（1）血浆脑钠肽（BNP）和氨基末端脑钠肽前体（NT-proBNP）测定：有助于心力衰竭诊断和预后判断。NT-proBNP 是 BNP 激素原分裂后没有活性的

N-末端片段，血浆半衰期 NT-pmBNP 约 60~120 分钟，而 BNP 约 18 分钟，前者更稳定、更能反映 BNP 通路的激活。NT-proBNP<125ng/L、BNP<35ng/L 时不支持慢性心衰诊断，其诊断敏感性和特异性低于急性心衰诊断。NT-proBNP 和（或）BNP 显著升高，或降幅<30%，均预示心衰预后不良。

（2）心肌损伤标记物：心脏肌钙蛋白（cTn）升高提示心肌损伤。

（3）细胞因子：TNF-α 水平升高与心衰预后不良有关。

（三）超声心动图检查

是心力衰竭诊断中最有价值的检查方法，简便、价廉、便于床旁检查及重复检查。可用于：

（1）诊断心包、心肌或瓣膜疾病。

（2）定量或定性房室内径、心脏几何形状、室壁厚度、室壁运动，测量左心室射血分数（left ventricular ejection fraction，LVEF）、左室舒张末期容积（left ventricular end-diastolic volume，LVEDV）和左室收缩末期容量（left ventricular end-systolic volume，LVESV）。推荐米用 2DE 的改良 Simpson 法测量左室容量及 LVEF。

（3）区别舒张功能不全和收缩功能不全，左室舒张功能不全超声心动图有 3 种主要表现形式：①早期松弛受损型：表现为 E 峰下降和 A 峰增高，E/A 减小；②晚期限制型充盈异常：表现为 E 峰升高，E 峰减速时间缩短，E/A 显著增大；③中期假性正常化充盈：界于以上二者之间，表现为 E/A 和减速时间正常；松弛功能受损、假性正常化充盈和限制性充盈分别代表轻、中、重度舒张功能异常。

（4）估测肺动脉压。

（5）为评价治疗效果提供客观指标。

（四）心电图检查

提供既往 MI、左室肥厚、广泛心肌损害及心律失常信息。有心律失常时应作 24 小时动态心电图记录。

（五）X 线胸片检查

提供心脏增大、肺瘀血、肺水肿及原有肺部疾病的信息。

（六）核素心室造影及核素心肌灌注显像检查

前者可准确测定左室容量、LVEF 及室壁运动。后者可诊断心肌缺血和 MI，对鉴别扩张型心肌病或缺血性心肌病有一定帮助。

（七）其他检查

冠状动脉造影适用于缺血性心肌病的病因诊断，心内膜心肌活检适用于心肌疾病的病因诊断，心导管检查不作为心力衰竭的常规检查。

【诊断和鉴别诊断】

（一）诊断

根据：①心力衰竭的症状：休息或活动时呼吸困难、劳累、踝部水肿；②心力衰竭的体征：心动过速、呼吸急促、肺部啰音、颈静脉充盈、周围性水肿、肝大；③静息时心脏结构和功能的客观证据：心脏扩大、超声检查心功能异常、血浆脑钠肽升高，诊断慢性收缩性心力衰竭并不困难。临床诊断应包括心脏病的病因、病理解剖、病理生理、心律及心功能分级等诊断。

1. 心功能的评估

（1）美国纽约心脏病协会（NYHA）心功能分级：Ⅰ级，日常活动无心力衰竭症状；Ⅱ级，日常活动出现心力衰竭症状（呼吸困难、乏力）；Ⅲ级，低于日常活动出现心力衰竭症状；Ⅳ级，在休息时出现心力衰竭症状。NYHA 心功能分级使用最广，与反映左室收缩功能的 LVEF 并非完全一致。

（2）6 分钟步行试验：用于评定慢性心力衰竭患者的运动耐力。要求患者在平直走廊里尽可能快地行走，测定 6 分钟步行距离，6 分钟步行距离<150m 为重度心衰，150~450m 为中重度心衰，>450m 为轻度心衰。

（3）液体潴留的判断：液体潴留对决定利尿剂治疗十分重要。心衰患者自行测量记录体重，如果在 3 日内体重突然增加 2 公斤以上，应考虑隐性水肿。最可靠的容量超载体征是颈静脉怒张，肺部啰音只反映心力衰竭进展迅速而不能说明容量超载的程度。

2. 心力衰竭的临床分类

临床分类是为了指导心力衰竭的评估和治疗。依据左心室射血分数，心力衰竭可分为：①收缩性心力衰竭，临床特点源于心排血量不足、收缩末期容积增大、射血分数降低和心脏扩大，即左心室射血分数降低性心衰；②舒张性心力衰竭，因心室顺应性下降导致左室舒张末期压增高而发生心力衰竭，代表收缩功能的射血分数正常，临床描述为左心室射血分数保留性心衰；收缩性心力衰竭和舒张性心力衰竭可以并存。

3. 舒张性心力衰竭的诊断

①有典型心衰的症状和体征；②LVEF 正常或轻度降低（≥45%），左心室腔大小可以正常；③超声心动图有左室舒张功能异常的证据（左室松弛异常或舒张僵硬）；④超声心动图检查无心瓣膜病，并可排除心包疾病 JE5 厚型心肌病、限制性（浸润性）心肌病等。

（二）鉴别诊断

1. 左心衰的鉴别诊断

左心衰以呼吸困难为主要表现，应与肺部疾病引起的呼吸困难相鉴别。慢性阻塞性肺疾病发生呼吸困难常有咳嗽咳痰症状，肺部湿性啰音部位固定，可伴哮鸣音，咳痰后喘息减轻；急性心源性哮喘患者通常要端坐呼吸、咳粉红色泡沫痰、肺底部布满水泡音，既往有心脏病史也有助于鉴别。支气管哮喘以两肺哮鸣音为主、可有少许湿性啰音；而心源性哮喘出现哮鸣音是由于严重心衰伴发的支气管痉挛，患者同时合并有出汗、面色青灰、濒死等征象，端坐位不能减轻呼吸困难症状。床边检测血浆脑钠肽显著升高有助于鉴别诊断。

2. 右心衰的鉴别诊断

右心衰和/或全心衰引起外周水肿、肝大、腹水和胸腔积液应与急性心包炎或慢性缩窄性心包炎、肾源性水肿、门脉性肝硬化引起的水肿相鉴别。肾源性水肿和门脉性肝硬化并非静脉压升高，通常没有颈静脉怒张或肝颈静脉回流征的表现，既往病史和辅助检查有助于鉴别。急性心包炎或慢性缩窄性心包炎，与右心衰竭外周水肿鉴别时，前者心影扩大呈烧瓶样，心界范围随体位变化，超声检查容易鉴别；后者心影通常不大，超声检查心包增厚、右心室不扩大有助于鉴别。甲状腺功能减退可伴有水肿呈非凹陷性，有水肿者在鉴别诊断时甲状腺功能检查也是必要的。老年人单纯下肢水肿需要注意下肢深部静脉瓣疾病，平卧时没有颈静脉怒张，需要超声检查下肢静脉。

【治疗】

心力衰竭的治疗目标是降低发病率和死亡率，改善患者的预后。对有症状患者应当缓解心力衰竭症状、改善生活质量和减少心衰住院；对无症状患者应当预防心肌损伤的发生和发展、延缓心脏疾病进展。心力衰竭的治疗策略包括短期应用改善血流动力学药物治疗，改善心衰症状；长期应用延缓心室重构药物治疗，改善衰竭心脏的生物学功能，减少心衰住院和降低死亡率。心力衰竭的治疗原则包括病因治疗，去除心力衰竭的基本病因；调整代偿机制，降低神经体液细胞因子活性，防止和延缓心室重构；缓解症状，改善患者的心功能状态。

（一）病因治疗

1. 病因治疗

冠心病通过经皮冠状动脉介入治疗或旁路手术改善心肌缺血，心脏瓣膜病行瓣膜置换手术，先天性心血管畸形行矫正手术，治疗心肌炎和心肌病，治疗高血压及其靶器官损害，控制糖尿病和血脂异常等。

2. 去除诱因

针对常见心衰诱因如感染、心律失常、肺梗死、贫血和电解质紊乱的治疗。

(二) 一般治疗

1. 监测体重

在 3 天内体重突然增加 2 公斤以上，要考虑患者有液体潴留，需要利尿或调整利尿剂的剂量。

2. 调整生活方式

(1) 限钠：轻度心衰患者钠摄入控制在 2 ~ 3g/d（钠 1g 相当于氯化钠 2.5g），中-重度心衰患者<2g/d。应用强效利尿剂患者限钠不必过严，避免发生低钠血症。

(2) 限水：总液体摄入量每日 1.5 ~ 2.0L 为宜。重度心衰合并低钠血症者（血钠<130mmol/L）应严格限制水摄入量。

(3) 营养和饮食：宜低脂饮食，肥胖者应减轻体重，戒烟限酒。严重心衰伴明显消瘦（心脏恶病质）者，应给予营养支持，包括给予人血白蛋白。

(4) 休息和适度运动：失代偿期需卧床休息，多做被动运动，预防深部静脉血栓形成。稳定的慢性心衰患者可步行每日多次，每次 5 ~ 10 分钟，并酌情逐步延长步行时间。

(三) 氧气治疗

氧气用于治疗急性心衰，对慢性心衰并无指征。无肺水肿的心衰患者，给氧可导致血流动力学恶化。心衰伴睡眠呼吸障碍者，无创通气加低流量给氧可改善睡眠时低氧血症。

(四) 心理和精神治疗

心衰患者容易出现抑郁、焦虑、孤独，影响心衰患者预后。综合性情感干预包括心理疏导可改善心功能，必要时酌情应用抗焦虑或抑郁药。

（三）药物治疗

1. 改善血流动力学的治疗

（1）利尿剂的应用

①利尿剂的作用：通过抑制肾小管特定部位钠或氯的重吸收，遏制心衰时钠潴留，减少静脉回流和降低前负荷，从而减轻肺瘀血、腹水、外周水肿和体重，提高运动耐量。利尿剂是控制心衰患者液体潴留的药物，是标准治疗的必要组成部分。

②利尿剂的合理使用。①适应证：有液体潴留的心衰患者，均应给予利尿剂，且应早期应用；无液体潴留的心衰患者，不需应用利尿剂。②选择原则：轻中度心衰可选噻嗪类利尿剂；重度心衰选用襻利尿剂；急性心衰或肺水肿首选襻利尿剂静脉注射，伴发心源性休克时不宜使用；伴低钠血症心衰患者可选血管升压素拮抗剂托伐普坦，排水不利钠。③使用方法：通常从小剂量开始，如每日口服氢氯噻嗪 25mg、呋塞米 20mg 或托拉塞米 10mg，逐渐增加剂量直至尿量增加，体重每日减轻 0.5~1.0kg，呋塞米的剂量与利尿效应呈线性关系；口服托伐普坦 7.5~15mg，qd。④纠正水、电解质紊乱：应用利尿剂有效者应同时补钾，尿量过多时不要限制饮食钠盐，特别注意纠正低钾、低镁和低钠血症。⑤间断使用：液体潴留纠正后可短期停用利尿剂，可以避免利尿剂抵抗和电解质紊乱。⑥启动心室重构治疗：心衰症状得到控制，应开始应用 ACEI、β 受体阻滞剂和醛固酮拮抗剂。⑦利尿剂抵抗：当心衰进展恶化时常需加大利尿剂用量，最终增加剂量也无反应，即出现利尿剂抵抗。此时，可用以下方法克服：呋塞米静脉注射 40mg，继以持续静脉滴注（10~40mg/h）；2 种或 2 种以上利尿剂联合使用，短期应用小剂量多巴胺 100~250μg/min 增加肾血流量。⑧不良反应：电解质丢失如低钾、低镁血症诱发心律失常，神经内分泌的激活，低血压和氮质血症是心衰恶化和外周有效灌注不足的反映。

（2）洋地黄的应用

①洋地黄的作用：洋地黄通过抑制衰竭心肌细胞膜 Na^+/K^+-ATP 酶，使细胞内 Na^+ 水平升高，促进 Na^+-Ca^{2+} 交换，提高细胞内 Ca^{2+} 水平，从而发挥正性肌力作用。副交感传入神经的 Na^+/K^+-ATP 酶受抑制，提高左室、左房与右房入口处、主动脉弓和颈动脉窦的压力感受器的敏感性，抑制传入冲动的数量增加，进而使中枢神经系统下达的交感兴奋性减弱。肾脏的 Na^+/K^+-ATP 酶受抑制，可减少肾小管对钠的重吸收，增加钠向远曲小管的转移，降低肾脏分泌肾素。DIG 试验结果地高辛对总死亡率的影响为中性。

②临床应用：①适应证：有症状的慢性收缩性心衰患者，心衰伴有快速心室率的房颤患者，不推荐应用于 NYHA 心功能 I 级的患者。②禁忌证和慎用的情况：禁用于窦房传导阻滞、二度或高度房室阻滞患者和急性心肌梗死患者，与抑制窦房结或房室结功能的药物（如胺碘酮、β 受体阻滞剂）合用时必须谨慎。③应用方法：地高辛 0.125~0.25mg/d 口服，服用后经小肠吸收，2~3 小时血清浓度达高峰，4~8 小时获最大效应，85% 由肾脏排出，半衰期为 36 小时，连续口服相同剂量经 5 个半衰期（约 7 天后）血清浓度可达稳态；控制房颤心室率，可与 β 受体阻滞剂联合使用，不推荐增加地高辛剂量。④不良反应：主要见于大剂量应用，洋地黄中毒的临床表现包括：心律失常（期前收缩、自主性心律失常和传导阻滞），胃肠道症状（厌食、恶心和呕吐），神经精神症状（视觉异常、定向力障碍、昏睡及精神错乱）。这些不良反应常出现在血清地高辛浓度 > 2.0ng/ml 时，也可见于地高辛水平较低时，特别在低血钾、低血镁、甲状腺功能低下患者。

③洋地黄中毒的治疗：①早期诊断立即停用洋地黄是关键；②有低钾低镁者需要补充钾盐和镁盐；③快速性室性心律失常可用 50~100mg 利多卡因溶于葡萄糖液 40ml 中，缓慢静脉推注，同时纠正低钾低镁血症，电复律治疗一般属禁忌；④缓慢型心律失常，如果心室率不低于 40 次/分可以观察等待，心率过缓可用阿托品 0.5~1mg 静脉注射，伴发血流动力学障碍者可安置临时起搏器；⑤胃肠道症状和神经精神症状随着洋地黄排泄可以逐渐消失。

（3）正性肌力药物的静脉应用：①药物种类：正性肌力药物有两类，环腺苷酸依赖性正性肌力药β肾上腺素能激动剂如多巴胺、多巴酚丁胺和磷酸二酯酶抑制剂如米力农；②临床应用建议：慢性心衰进行性加重阶段、难治性终末期心衰患者、心脏手术后心肌抑制所致急性心力衰竭患者，可以短期应用正性肌力药物，以缓解心衰危重状态，临床试验证明正性肌力药物长期应用增加心衰死亡率；③应用方法：多巴酚丁胺 $100 \sim 250\mu g/min$，多巴胺 $250 \sim 500\mu g/min$，米力农 $20 \sim 40\mu g/min$，均予静脉滴注，疗程 $3 \sim 5$ 天。

（4）血管扩张剂的应用：硝酸酯类常被合用以缓解心绞痛或呼吸困难的症状。A-HeFT 试验报告硝酸酯类和肼屈嗪两者合用对非洲裔美国人有益。ACEI类药物具有良好的扩血管作用。

2. 延缓心室重构的治疗

初始心肌损害，室壁应激、神经体液-细胞因子和氧化应激等刺激因子参与心室重构的发生与发展，临床试验证明神经-体液拮抗剂能够降低心衰患者的死亡率，这些药物不仅抑制神经-体液因子的活性，还能够调节细胞因子和氧化应激活性，改善衰竭心脏的生物学功能，从而延缓心室重构。因此，延缓心室重构是慢性心衰长期治疗的基本方法，应当尽早应用。

（1）血管紧张素转换酶抑制剂（angiotensin converting enzyme inhibitor, ACEI）

①ACEI 的作用：ACEI 能够缓解慢性心衰症状，降低病人死亡率。ACEI 已经在 39 个安慰剂对照临床试验的 8308 例心衰患者中评估，使死亡风险下降 24%。亚组分析表明，ACEI 能延缓心室重构，防止心室扩大，降低神经体液和细胞因子水平，从而奠定了 ACEI 作为治疗心衰的基石。主要机制：①抑制血管紧张素转换酶（ACE）活性，降低循环和组织的血管紧张素（Ang）Ⅱ水平，增加 ACE2 活性，升高 Ang1-7 水平，通过对 RAAS 的 ACE-AngⅡ-AT$_1$ 受体轴和 ACE2-Ang（1-7）-Mas 受体轴的调节，发挥扩张血管和抗增生作用；②作用于激肽酶Ⅱ，抑制缓激肽的降解，提高缓激肽水平，通过缓激肽-前列腺素-NO 通路而发挥有益作用。

②临床应用：①适应证：所有慢性心衰患者，只要没有禁忌证或不能耐受，均需终身应用 ACEI。②禁忌证和慎用：应用 ACEI 曾引起血管性水肿导致的喉头水肿、无尿性肾衰竭或妊娠妇女绝对禁用；以下情况慎用：双侧肾动脉狭窄，血肌酐显著升高 [>265.2μmol/L（3mg/dl）]，高钾血症（>5.5mmol/L），有症状性低血压（收缩压<90mmHg），左室流出道梗阻的患者如主动脉瓣狭窄、梗阻性肥厚型心肌病。③应用方法：尽早使用，从小剂量开始，逐渐增加至最大耐受量。④不良反应：ACEI 与 Ang Ⅱ 抑制有关的不良反应包括低血压、肾功能恶化、钾潴留，与缓激肽积聚有关的不良反应如咳嗽和血管性水肿。

（2）β 受体阻滞剂

①β 受体阻滞剂的作用：慢性心衰患者由于持续性交感神经系统异常激活，心脏中去甲肾上腺素的浓度足以引起心肌细胞损伤，介导心肌重构，$β_1$ 受体介导效应明显大于 $β_2$、$α_1$ 受体，这就是应用 β 受体阻滞剂治疗慢性心衰的理论基础。治疗初期 β 受体阻滞剂具有负性肌力作用，长期应用 β 受体阻滞剂具有改善内源性心肌功能的"生物学效应"。20 个以上安慰剂对照随机试验 2 万例心衰患者应用 β 受体阻滞剂，结果一致显示长期治疗能降低死亡率和心衰住院率，降低猝死率 41%~44%。39 个应用 ACEI 的临床试验死亡风险下降 24%（95% CI 13%~33%），而 ACEI 联用 β 受体阻滞剂使死亡风险下降 34%（95% CI 25%~45%）。临床应用从小剂量开始，缓慢递增剂量，可以避免 β 受体阻滞剂的负性肌力作用。

②临床应用：①适应证：所有慢性心衰 NYHA Ⅱ、Ⅲ级病情稳定患者应尽早开始应用 β 受体阻滞剂，需终身使用，除非有禁忌证或不能耐受；NYHA Ⅳ级心衰患者需待病情稳定后，在严密监护下应用。②禁忌证：支气管痉挛性疾病、心动过缓（心率<60 次/分）、二度及以上房室阻滞（除非已安装起搏器）均不能应用；心衰患者有明显液体潴留时，应先利尿达到干体重后再开始应用。③应用方法：无液体潴留患者，β 受体阻滞剂可以从小剂量开始，每 2~4 周剂量加倍，逐渐达到目标剂量，清晨静息心率 55~60 次/分即为 β 受体阻滞剂达到目标剂量或最大耐受量的指征，见表 3-2-1。④不良反应：低血压：一般在首剂或加量的

24~48 小时内发生，首先停用不必要的扩血管剂；液体潴留：起始治疗前应确认患者已达到干体重状态，3 天内体重增加>2kg 者应加大利尿剂用量；心衰恶化：可将 β 受体阻滞剂暂时减量或逐渐停用，每 2~4 天减一次量，2 周内减完，应避免突然撤药，病情稳定后需继续应用 β 受体阻滞剂，否则将增加死亡率；心动过缓：如心率<55 次/分或伴有眩晕等症状，应将 β 受体阻滞剂减量；房室传导阻滞：出现二、三度房室传导阻滞者，应当停用 β 受体阻滞剂。

伊伐布雷定是窦房结起搏电流（If）特异性抑制剂，减慢心率。SHIFT 研究提示伊伐布雷定应用在心衰基础治疗后心率 70 次/分以上的患者，能够降低复合终点风险 18%。伊伐布雷定 2.5~7.5mg，bid，不良反应：心动过缓、光幻症、视力模糊、心悸、胃肠道反应等。

（3）醛固酮受体拮抗剂

①醛固酮受体拮抗剂的作用：醛固酮在心肌细胞外基质重塑中起重要作用，人体衰竭心脏中心室醛固酮生成及活性增加，且与心衰严重程度成正比。心衰患者长期应用 ACEI，常出现"醛固酮逃逸现象"，即循环醛固酮水平不能保持稳定持续地降低。因此，在 ACEI 基础上加用醛固酮受体拮抗剂，进一步抑制醛固酮的有害作用。RALES 和 EPHESUS 试验证明醛固酮受体拮抗剂螺内酯和依普利酮治疗心衰患者，能够降低心血管死亡风险 24% 和心衰住院风险 42%。

②临床应用：①适应证：适用于中、重度心衰，NYHA Ⅲ、Ⅳ级患者；AMI 后并发心衰，且 LVEF<40% 的患者亦可应用。②禁忌证和慎用：高钾血症和肾功能异常列为禁忌，有发生这两种状况潜在危险的应慎用。③应用方法：螺内酯起始剂量 10mg/d，最大剂量 20mg/d；依普利酮国外推荐起始剂量为 25mg/d，逐渐加量至 50mg/d。④不良反应及注意事项：高钾血症：开始治疗后 3 天和 1 周要监测血钾和肾功能，前 3 个月每月监测 1 次，以后每 3 个月 1 次，如血钾>5.5mmol/L，即应停用或减量；一般停止使用补钾制剂，除非有明确的低钾血症。男性乳房增生：为可逆性，停药后消失。

（4）血管紧张素Ⅱ受体阻滞剂（Angiotensin Ⅱ receptor blocker，ARB）：ARB 阻断经 ACE 和非 ACE 途径产生的 Ang Ⅱ 与血管紧张素Ⅱ受体 I 型（AT₁）结合，

理论上其阻断 Ang Ⅱ 作用更完全，在心衰发生发展中起重要作用。临床试验证明 ARB 治疗心衰有效，其效应与 ACEI 作用基本相当。目前，心力衰竭仍以 ACEI 为首选，不能耐受 ACEI 患者应用 ARB，ARB 应用注意事项与 ACEI 相同，小剂量起用，在患者耐受的基础上逐步将剂量增至推荐的最大剂量。

（四）抗凝和抗血小板治疗

心衰时由于扩大且低动力的心腔内血液淤滞、局部室壁运动异常，以及促凝因子活性升高，有血栓栓塞事件发生风险，其每年的发生率约为 $1\% \sim 3\%$。心衰时抗凝和抗血小板药物的应用建议：①抗血小板治疗：心衰伴有冠心病、糖尿病和脑卒中，有二级预防适应证的患者，必须应用阿司匹林 $75 \sim 150mg/d$；②抗凝治疗：心衰伴房颤患者应长期应用华法林抗凝治疗，并调整剂量使国际标准化比率在 $2 \sim 2.5$ 之间；窦性心律患者不推荐常规抗凝治疗，有心腔附壁血栓患者应行抗凝治疗。

（五）非药物治疗

1. 心脏再同步化治疗（CRT）

房室激动顺序异常表现为心电图中 P-R 间期延长，使左室充盈减少；左右心室间不同步激动表现为左束支传导阻滞，使右室收缩早于左室；室内传导阻滞在心电图上表现为 QRS 时限延长（>120ms）。心衰患者的左右心室及左心室内收缩不同步时，可致心室充盈减少、左室收缩力或压力的上升速度降低、时间延长，加重二尖瓣反流及室壁逆向运动，使心室排血效率下降。CRT 治疗可恢复正常的左右心室及心室内的同步激动，减轻二尖瓣反流，从而增加心排血量。临床试验证明，心功能 Ⅱ ~ Ⅳ 级心衰伴左右心室激动不同步（QRS≥150ms）患者加用 CRT 比单纯采用优化内科治疗能显著改善生活质量和运动耐量，降低住院率和总死亡率。

2. 心脏移植

心脏移植可作为终末期心衰的一种治疗方式，主要适用于无其他可选择治疗方法的重度心衰患者。除了供体心脏短缺外，心脏移植的主要问题是移植排斥。近年的研究结果显示，联合应用 3 种免疫抑制治疗，术后患者 5 年存活率显著提高，可达 70%～80%。

（六）心衰伴随疾病的治疗

1. 心衰伴有高血压

在心衰常规药物治疗基础上，血压仍然不能控制者，可加用钙拮抗剂如氨氯地平、非洛地平缓释片。

2. 心衰伴有糖尿病和血脂异常

β 受体阻滞剂可以使用，尽管认为它对糖脂代谢有一定影响，但它对心衰病人全面保护的临床获益远远大于负面效应，心衰严重患者血胆固醇水平通常偏低，因心衰时肝脏合成能力已经降低。

3. 心衰伴有冠心病

他汀不是心衰治疗药物，可作为冠心病二级预防。心绞痛患者应选择硝酸盐和 β 受体阻滞剂，加用改善心肌能量代谢药物如曲美他嗪，应用 β 受体阻滞剂窦性心律的心率控制不佳者可加用伊伐布雷定。心肌梗死患者应用 ACEI、β 受体阻滞剂和醛固酮拮抗剂可以降低死亡风险。心肌衰竭患者进行血运重建术，对于心衰患者预后没有改善的证据。

4. 心衰伴有心律失常

无症状的室性心律失常不主张用抗心律失常药物治疗。心衰伴有室上性心律失常的基本治疗是控制心室率和预防血栓事件。室性心律失常可用 β 受体阻滞剂长期治疗，可以降低心衰猝死和心衰死亡率。反复发作致命性室性心律失常可用胺碘酮，有猝死、室颤风险的心衰患者建议植入心脏转复除颤器。

5. 心衰伴有肾功能不全

动脉粥样硬化性疾病伴心衰患者容易合并肾功能损害，肾功能不全患者应慎用 ACEI，血肌酐>5mg/ml（442μmol/L）时应做血液透析。

（七）难治性心力衰竭的治疗要点

慢性心力衰竭患者经过合理的最佳方案治疗后，仍不能改善症状或持续恶化，称为难治性心力衰竭。

1. 难治性心力衰竭的原因

①重新评价心脏病因：基础心脏病发展到晚期，心肌功能衰竭是导致心衰难治的主要原因，缩窄性心包炎也导致液体潴留；②重新评价心衰类型：单纯舒张性心力衰竭按收缩性心力衰竭治疗，病情不能改善；③重新评价心衰诊断是否正确：如肝源性水肿、肾源性水肿、心包积液或心包缩窄误诊为心力衰竭；④寻找心衰潜在的诱因；⑤评价心衰治疗是否合理。

2. 难治性心力衰竭的治疗要点

（1）调整心衰治疗的药物：此类患者对 ACEI 和受体阻滞剂耐受性差，宜减少剂量，心衰稳定后从极小剂量开始恢复使用。如收缩压<80mmHg，则二药均不宜应用。如有显著液体潴留，近期内曾应用静脉滴注正性肌力药者，不宜用 β 受体阻滞剂。醛固酮受体拮抗剂的临床试验证据仅限于肾功能正常的人群，对肾功能受损的患者则可引起危险的高钾血症。地高辛不能耐受时短期改用非洋地黄类正性肌力药物。加强利尿剂的使用。

（2）低钠血症的处理：低钠血症时常常合并低血压，肾脏血流灌注不足，利尿效果差。心衰患者血钠低于 135mmol/L 者饮食中不必过分限盐；血钠低于 130mmol/L 者应通过饮食适当补充钠盐，如加食榨菜；血钠低于 120mmol/L 者需要静脉补充氯化钠，10% 氯化钠注射液 50～80ml/d 通过微泵 3～10ml/h 静脉注入，低血钠纠正后停用。临床试验证明难治性心力衰竭合并低钠血症者补钠后利尿比单纯利尿能够显著降低患者的死亡率。托伐普坦用于心衰低钠血症的治疗，该药排水不排钠。

（3）顽固性水肿的处理：患者尿少，治疗应严格限制入水量，记录 24 小时进出液体量，每天静脉补液量应少于 800ml，尿量应超过液体摄入量 800ml 以上。可用大剂量呋塞米 80～120mg/d 静注或托拉塞米 20～40mg/d 静注，也可应用利尿合剂：呋塞米80~200mg和多巴胺40mg溶于50ml生理盐水中以3~10ml/h微泵静注，使尿量达到1500~3000ml，同时注意补充钠、钾和镁，保持电解质正常。如果肾功能不全严重，可应用超滤法或血液透析，患者有可能恢复对利尿剂的反应。

（4）静脉应用正性肌力药和血管扩张剂：静脉滴注正性肌力药如多巴酚丁胺、米力农和血管扩张剂如硝酸甘油、硝普钠，可作为姑息疗法，短期（1~3天）应用以缓解症状。一旦情况稳定，即应改换为口服方案。

（5）机械和外科治疗：左室辅助装置可考虑应用于内科治疗无效、预期一年存活率<50%，且不适于心脏移植的患者。心脏移植适用于有严重心功能损害，或依赖静脉正性肌力药的患者。

（八）舒张性心力衰竭的治疗要点

1. 纠正液体潴留

利尿剂可缓解肺瘀血和外周水肿症状，但不宜过度，以免前负荷过度降低而致低血压。

2. 逆转左室肥厚

ACEI、ARB、β受体阻滞剂等治疗，可以逆转左室肥厚，改善心室舒张功能。β受体阻滞剂、钙拮抗剂可以松弛心肌，维拉帕米或地尔硫罩有益于肥厚型心肌病治疗。HF-PEF临床试验未能证实ACEI、ARB和β受体阻滞剂等治疗改善HF-PEF患者预后和降低心血管死亡率。

3. 积极控制血压

舒张性心衰患者血压控制目标为<130/80mmHg。

4. 血运重建治疗

由于心肌缺血可以损害心室的舒张功能，冠心病患者若有症状性或可证实的心肌缺血，应考虑冠脉血运重建。

5. 控制房颤心率和节律

心动过速时舒张期充盈时间缩短，心搏量降低。建议：①慢性房颤应控制心室率；②房颤转复并维持窦性心律可能有益。

6. 其他

不宜使用地高辛，同时合并有收缩性心衰，则以治疗后者为主。

【预防和预后】

积极治疗基础心脏病，可以延缓心室重构发生发展，早期控制心衰危险因素，可以预防心衰，降低慢性心衰患者的死亡率和住院率。神经激素拮抗剂不仅抑制心衰患者神经激素活性，而且降低心衰患者细胞因子水平。应用 ACEI 治疗慢性心衰，可以降低心衰死亡风险24%，联合 β 受体阻滞剂治疗可以降低心衰死亡风险34%。需要对心衰患者随访管理，加强对患者的教育，及时根据心衰病情变化调整治疗药物，减少再住院率，提高患者生活质量。

第二节　急性心力衰竭

急性心力衰竭（简称急性心衰）是发生在原发性也、脏病或非屯、脏病基础上的急性血流动力学异常，导致以急性肺水肿、心源性休克为主要表现的临床综合征。急性心衰通常危及患者的生命，必须紧急实施抢救和治疗。对于慢性心功能不全基础上加重的急性心衰，若治疗后症状稳定，不应再称为急性心衰。

【病因与病理生理】

急性心力衰竭通常由一定的诱因引起急性血流动力学变化，常见病因可分为：

(一) 心源性急性心衰

①急性弥漫性心肌损害：如急性心肌梗死（约占15%）、急性心肌损害（急

性重症心肌炎和产后心肌病），由于急性左心室心肌损害引发泵衰竭，心排血量减少，导致肺静脉压增高和肺瘀血，引起急性肺水肿；由于急性心肌梗死的机械并发症，引起急性血流动力学变化，产生急性肺充血；急性大面积右室心肌梗死后出现低右室心排血量，颈静脉不怒张和低左室灌注压为特征的急性肺充血。②急性心脏后负荷过重：如突然动脉压显著升高或高血压危象、原有瓣膜狭窄（主动脉瓣、二尖瓣）或左室流出道梗阻者突然过度体力活动、急性心律失常并发急性心衰（快速性房颤或房扑、室性心动过速），由于后负荷过重导致心室舒张末期压力突然升高，导致肺静脉压显著增高，发生急性肺水肿，迅速降低后负荷可以缓解症状。③急性容量负荷过重：如新发心脏瓣膜反流（急性缺血性乳头肌功能不全、感染性心内膜炎伴发瓣膜腱索损害）、慢性心衰急性失代偿（约占70%），由于前负荷过重导致心室舒张末期容积显著增加，导致肺静脉压显著增高，引起急性肺水肿。④心源性休克：严重的急性心力衰竭，由于心衰导致的组织低灌注，通常表现为血压下降（收缩压 < 90mmHg，或平均动脉压下降 > 30mmHg）和少尿（尿量<17ml/h）。

（二）非心源性急性心衰

无心脏病患者由于高心排血量状态（甲亢危象、贫血、感染败血症）、急性肺静脉压显著增高（药物治疗缺乏依从性、容量负荷过重、大手术后、急性肾功能减退、吸毒、酗酒、哮喘、急性肺栓塞），引起急性肺水肿。

【临床表现】

（一）症状

发病急剧，病人突然出现严重呼吸困难、端坐呼吸，烦躁不安，呼吸频率达30~40次/分，频繁咳嗽，严重时咳白色泡沫状痰或粉红色泡沫痰，患者有恐惧和濒死感。

（二）体征

患者面色灰白、发绀、大汗、皮肤湿冷。心率增快、心尖部第一心音减弱、舒张期奔马律（S3）、P2亢进。开始肺部可无啰音，继之双肺满布湿啰音和哮鸣音。基础心脏病的相关体征。心源性休克时血压下降（收缩压<90mmHg，或平均压下降>30mmHg）、少尿（尿量<17ml/h）、神志模糊。

急性右心衰竭主要表现为低心血量综合征，右心循环负荷增加，颈静脉怒张、肝脏肿大、低血压。

【实验室和辅助检查】

（一）心电图

主要了解有无急性心肌缺血、心肌梗死和心律失常，可提供急性心衰病因诊断依据。

（二）X线胸片

急性心衰患者可显示肺门血管影模糊、蝶形肺门，重者弥漫性肺内大片阴影等肺瘀血征。

（三）超声心动图

床边超声心动图有助于评价急性心肌梗死的机械并发症、室壁运动失调，心脏的结构与功能评估，心脏收缩/舒张功能的相关数据，了解心包填塞。

（四）利钠肽检测

有助于急性心衰快速诊断与鉴别，NT-proBNP<300ng/L、BNP<100ng/L为排除AHF的切点。诊断急性心衰的参考值与年龄：50岁以下NT-proBNP>450ng/L，50岁以上>900ng/L，75岁以上>1800ng/L。

（五）心肌损伤标记物检测

心肌肌钙蛋白（cTNT 或 cTNI）和 CK-MB 异常有助于诊断急性冠脉综合征。

（六）有创的导管检查

安置 SWAN-GANZ 漂浮导管进行血流动力学监测，有助于指导急性心衰的治疗。急性冠脉综合征的患者酌情可行冠脉造影及血管重建治疗。

（七）其他实验室检查

①动脉血气分析：急性心衰时常有低氧血症，酸中毒与组织灌注不足可有二氧化碳潴留。②常规检查：血常规、电解质、肝肾功能、血糖、高敏 C 反应蛋白。

【诊断和鉴别诊断】

（一）诊断

根据急性呼吸困难的典型症状和体征、NT-proBNP 升高，一般诊断并不困难。进一步检查明确病因诊断，有助于进行针对性治疗。临床常用的急性心衰严重程度分级有两种：

1. Killip 分级

用于急性心肌梗死心功能损害的评价。

Ⅰ级：无心衰；

Ⅱ级；有心衰，肺部中下野湿性啰音（肺野下 1/2），可闻奔马律，X 片肺瘀血；

Ⅲ级：严重的心衰，有肺水肿，满布湿啰音（超过肺野下 1/2）；

Ⅳ级：心源性休克、低血压（收缩压<90mmHg），发绀、少尿，出汗。

2. Forrester 分级

根据临床表现和血流动力学状态分级，主要用于急性心肌梗死患者，也可用于其他原因急性心衰评价。血流动力学分级根据肺毛细血管楔嵌压（PCWP）和心脏指数（CI）。

Ⅰ级：PCWP≤18mmHg，CI>2.2L/min/m²，无肺瘀血及周围灌注不良；

Ⅱ级：PCWP>18mmHg，CI>2.2L/min/m²，有肺瘀血；

Ⅲ级：PCWP<18mmHg，CI≤2.2L/min/m²，周围组织灌注不良；

Ⅳ级：PCWP>18mmHg，CI≤2.2L/min/m²，有肺瘀血和组织灌注不良。

（二）鉴别诊断

急性心力衰竭常需与重度支气管哮喘鉴别，后者表现为反复发作性喘息，两肺满布高音调哮鸣音，以呼气期为主，可伴少许湿啰音。还需与非心源性肺水肿相鉴别。根据临床表现及相关的辅助检查，BNP 或 NT-proBNP 的检测可以进行鉴别诊断，做出正确的判断。

【治疗】

急性心力衰竭治疗目的是立即纠正血流动力学异常、去除诱发急性心衰的诱因、尽早针对引发急性心衰的病因治疗，最大限度地挽救生命，降低病死率。

（一）抢救措施

减轻心脏前后负荷，纠正血流动力学异常。

1. 体位

取坐位，双脚下垂，减少静脉回心血量，减轻心脏前负荷。

2. 吸氧

开始氧流量为 2~3L/min，也可高流量给氧 6~8L/min，需要时予以面罩加压给氧或正压呼吸。应用酒精吸氧（即氧气流经 50%~70%酒精湿化瓶），或有机硅消泡剂，使泡沫表面张力降低而破裂，有利于肺泡通气的改善。吸氧后保持血氧饱和度（SaO_2）在95%~98%。

3. 镇静

吗啡是治疗急性肺水肿极为有效的药物。吗啡通过抑制中枢性交感神经，反射性降低外周静脉和小动脉张力，减轻心脏前负荷；降低呼吸中枢和咳嗽中枢兴奋性，减慢呼吸和镇咳，松弛支气管平滑肌，改善通气功能；中枢镇静作用能减轻或消除焦虑、紧张、恐惧等反应。用法：吗啡3~5mg静脉注射，必要时每隔15分钟重复1次，共2~3次，或5~10mg皮下注射。低血压或休克、慢性阻塞性肺部疾病、支气管哮喘、神志障碍及伴有呼吸抑制危重患者禁用吗啡。不良反应：常见恶心，如症状明显，可给予止吐剂。

4. 快速利尿

强效襻利尿剂可大量迅速利尿，降低心脏容量负荷，缓解肺瘀血。呋塞米20~40mg或托拉塞米10~20mg，布美他尼0.5~1mg静脉注射，根据反应调整剂量。适应证：急性心衰和失代偿心衰急性发作，伴有继发肺充血或体液潴留情况。不良反应：最常见的有低K^+、低Mg^{2+}、低Cl^-性碱中毒，可导致严重心律失常，过度利尿导致血容量不足引起低血压，产生肾毒性反应及加重肾衰竭。观察和记录每日出入量：对肺瘀血水肿明显和体循环瘀血水肿明显者应保持出入量负平衡，约500ml/24h，严重肺水肿者可负平衡1000~2000ml/24h，有时可达3000~5000ml/24h，患者症状方可缓解。

5. 扩张血管

大多数急性心衰患者血压正常存在低灌注状态，或有瘀血体征且尿量减少。硝普钠和硝酸甘油在体内转化为一氧化氮，后者对动脉和静脉平滑肌作用，扩张外周静脉和小动脉，减轻心脏前后负荷，缓解肺瘀血。①硝普钠：对于严重心衰患者和原有后负荷增加者（如：高血压心衰或二尖瓣反流），推荐硝普钠从0.3μg/（kg·min）静脉滴注仔细加量至1μg/（kg·min）再到5μg/（kg·min），静脉滴注过程中需要密切监测血压，长期应用可引起硫氰酸盐毒性，本药适宜短期使用。②硝酸甘油：静脉给予硝酸甘油 $20\mu g/min$，密切监测血压，静脉滴注的剂量应防止血压过度下降，保持平均动脉血压降低 10mmHg 左右。如果收缩压降至 $90\sim100mmHg$ 以下，硝酸盐应减量。③重组人脑钠肽（rhBNP，奈西立肽）：rhBNP 是基因重组高纯度冻干制剂，由 32 个氨基酸构成，与内源性脑钠肽具有相同的氨基酸排序和生物活性，它通过血管环鸟苷—磷酸（cGMP）受体通路介导血管扩张、利钠利尿、降低肺毛细血管楔嵌压和肺动脉压，能够适度抑制交感神经系统、醛固酮和内皮素等血管收缩神经激素，对于纠正急性心衰时血流动力学异常具有较好作用，已积累大量临床试验证据，各国指南均推荐用于急性心力衰竭的治疗。用法：负荷量 $1.5\mu g/kg$ 静脉注射，维持剂量 $0.0075\mu g/(kg \cdot min)$ 静脉滴注 24 小时。rhBNP 最常见不良反应为低血压。

6. 正性肌力药物

适用于低心排综合征（如症状性低血压），或心排出量减少伴有瘀血的患者，可减轻低灌注所致的症状，保证重要脏器的血供。

（1）多巴酚丁胺：在急性心衰中短期应用，主要是缓解症状。用法：起始剂量为 $2\sim3\mu g/(kg \cdot min)$，不需要负荷剂量。最大剂量可达 $20\mu g/(kg \cdot min)$，约 $100\sim250\mu g/min$。滴注速度可以根据患者的症状、对利尿剂的反应或者患者临床状态进行调整。停药前可逐渐减量，停止滴注后，多巴酚丁胺很快被清除。不良反应：室性或房性心律失常、心动过速，可触发冠心病患者胸痛，加重心肌缺血。

（2）多巴胺：小剂量多巴胺〔$<3\mu g/(kg \cdot min)$〕可激活多巴胺受体，降低外周血管阻力，增加肾、冠脉和脑血流。中等剂量 $[3\sim5\mu g/(kg \cdot min)]$ 刺激 β 受体，直接或间接增加心肌收缩力及心排出量。大剂量 $[>5\mu g/(kg \cdot min)]$ 可作用于 α 受体导致血管收缩和系统血管阻力增加，用于维持伴有低血压心衰患者的收缩压，但是有心动过速、心律失常的危险。

（3）磷酸二酯酶抑制剂（PDEIs）：常用药物为米力农，首剂为 $25\mu g/kg$，稀释后，$15\sim20$ 分钟静脉注射，继之 $0.375\sim0.75\mu g/(kg \cdot min)$ 维持静脉点滴。临床也可以直接采用静滴，特别对低充盈压患者可避免低血压的风险。

（4）毛花苷C：成年人常用量：首剂0.4mg，用5%葡萄糖注射液稀释后缓慢注射，以后每1~4小时可再给0.2~0.4mg，总量1~1.2mg。适应证：①低心排量心衰效果比高心排量心衰好；②快速心室率房颤引发的心衰。禁忌证：洋地黄类中毒。注意事项：急性心肌梗死（尤其发病24小时内）、急性心肌炎、低钾血症、房室传导阻滞（≥二度者）、甲状腺功能低下患者也应禁用。

7. 支气管解痉

地塞米松10mg静脉注射可以解除支气管痉挛。可用氨茶碱0.25g加入5%葡萄糖液40ml中缓慢静脉注射解痉，但急性心肌梗死时氨茶碱慎用。

8. 主动脉内球囊反搏治疗

是一种有效的改善心肌灌注且同时降低心肌耗氧量，增加搏出量的治疗手段，适用于心源性休克、血流动力学障碍的严重冠心病（急性心肌梗死合并机械并发症）、顽固性肺水肿。

9. 机械通气治疗

急性心衰时由于肺瘀血/水肿，心功能损害组织灌注不良，患者会出现不同程度的低氧血症和组织缺氧，机械通气维持SaO_2在95%-98%，可以有效防止外周脏器和多器官功能衰竭。①无创通气治疗是一种无须气管插管、自主呼吸触发的机械通气治疗，包括两种方法：持续气道正压通气和双水平气道正压通气，可进一步减少呼吸做功和提高全身代谢需求。②气管插管机械通气治疗，有创性机械通气主要用于病情危重，伴随发生Ⅰ型或Ⅱ型呼吸衰竭者，对NIV无反应的患者，以及继发于ST段抬高型急性冠脉综合征所致的肺水肿。

（二）针对病因治疗

1. 急性冠脉综合征并发急性心衰

冠状动脉造影证实为严重左主干及多支血管病变，尽早行急诊PCI或溶栓治疗，进行血运重建可以明显改善心衰。

2. 急性心脏机械并发症并发急性心衰

急性心肌梗死后并发心室游离壁破裂、室间隔穿孔、重度二尖瓣关闭不全；瓣膜疾病如黏液性腱索断裂、心内膜炎、创伤等引起的急性二尖瓣关闭不全，主动脉瓣或二尖瓣的严重狭窄以及联合瓣膜病的心功能急性失代偿期，需要尽快外科手术。

3. 去除病因和诱因

应用静脉降压药控制高血压；治疗各种影响血流动力学的快速和缓慢心律失常；应用硝酸酯类药物改善心肌缺血；应用抗生素控制感染；输压积红细胞纠正严重贫血；围术期患者避免过快过多输液等。

（三）急性心衰稳定后的处理

先前有心力衰竭的患者，处理方案与慢性心衰治疗方案相同。收缩性心力衰竭应用 ACEI/ARBs、β-受体阻滞剂、醛固酮拮抗剂、利尿剂和地高辛治疗。射血分数储备心力衰竭患者 ACEI 或 ARBs 联合应用 β-受体阻滞剂治疗。高血压患者血压未控制时可以加用钙拮抗剂，不推荐使用正性肌力药物。

【预防和预后】

慢性心衰和非心源性急性心衰患者避免诱发因素可以预防急性心衰发作，急性心肌损害尽早针对病因治疗可以减轻急性心衰的发生发展。急性心衰的住院病死率约3%~4%，严重者达20%；急性心衰患者出院后60天内因心血管事件导致的再住院率达到30%~50%。因此，在急性发作阶段改善患者症状，病情稳定后进行综合治疗措施，可以降低病死率。

第四章 食管疾病

第一节 胃食管反流病

胃食管反流病指胃十二指肠内容物反流至食管、口咽或呼吸道引起的不适症状和（或）并发症，包括反流性食管炎、非糜烂性反流病、Barrett 食管。

胃食管反流病在欧美国家十分常见，人群中胃灼热、反酸症状的发生率高达 10%~20%，亚洲约为 6%，而我国在为 5.77%~6.2%。胃食管反流病随年龄增大发病增多，男女比例接近，但反流性食管炎和 Barrett 食管男性比女性高。

【病因和发病机制】

多种病理生理改变造成食管的防御能力下降、损害因素增加，反流至食管的胃十二指肠内容物（胃酸、胃蛋白酶、胆盐、胰酶）损伤食管黏膜。

（一）抗反流功能下降

1. LES 压力降低

正常人静息状态下的 LES 保持张力性收缩（高于胃内压），LES 压力降低会造成胃内容物反流至食管，中重度食管炎患者常常有 LES 压力降低。引起 LES 压力降低的因素有食物（高脂肪、巧克力、咖啡、酒精、碳酸饮料、薄荷）、药物（钙离子拮抗剂、安定、P 肾上腺素能受体激动剂、《肾上腺素能受体拮抗剂、抗胆碱能药、茶碱、三环类抗抑郁剂、多巴胺受体激动剂）、某些激素（胆囊收缩素、促胰液素、胰高血糖素、血管活性肠肽）。

2. 一过性食管下括约肌松弛增多

一过性食管下括约肌松弛是与吞咽无关的 LES 松弛，为 LES 压力正常患者发生反流的最常见机制。健康人发生一过性食管下括约肌松弛多为气体反流，而胃食管反流病患者多为酸反流，且反流后继发性蠕动减少，UES 开放。胃扩张、腹内压增加可通过迷走神经诱发一过性食管下括约肌松弛的发生。

3. 胃食管交界处结构改变

胃食管交界处的膈肌、膈食管韧带、食管和胃之间的 His 角等是抗反流的重要保证。最常见的异常为食管裂孔疝，它是指部分胃经过膈肌的食管裂孔进入胸腔，相当多的食管裂孔疝患者有反流性食管炎。

（二）食管清除能力降低

它包括推进性蠕动、唾液的中和、食团的重力。推进性蠕动最为重要，食管体部蠕动减弱将无法清除反流物。食管裂孔疝患者因 LES 在横膈上，膈肌松弛时反流发生，膈肌收缩时反流物储存在疝囊内不易被清除。

（三）食管黏膜防御屏障作用减弱

食管黏膜的防御因素有：①上皮前：黏液层、黏膜表面的 HCO; 浓度；②上皮：上皮细胞间连接结构和上皮运输、细胞内缓冲系统、细胞代谢功能等；③上皮后：组织的基础酸状态和血液供应情况。当黏膜防御屏障受损时，即使正常反流也可导致反流性食管炎。有些药物可损伤食管黏膜，常见的有阿司匹林及 NASAIDs、铁剂等。

（四）食管感觉异常

部分患者有食管感觉增强，特别是非糜烂性反流病患者食管对球囊扩张的感知阈和痛阈降低、对酸敏感性增加。

（五）胃排空延迟

胃排空延迟使一过性食管下括约肌松弛增加、胃食管压力梯度增加、胃内容量增加、胃分泌增加，从而增加胃食管反流发生的机会。

（六）其他因素

婴儿、妊娠、肥胖易发生胃食管反流，而硬皮病、糖尿病、腹水、高胃酸分泌状态也常有胃食管反流。十二指肠胃食管反流也是胃食管反流病发病的重要因素之一。

【病理】

主要包括：①基底细胞层增生>黏膜全层的 15%；②乳头突起数量增多，超过黏膜全层的 2/3，有丝分裂细胞增多；③黏膜上皮血管化，血管扩张或在乳头状突起顶部形成血管湖；④上皮层表面见卵圆形的未成熟细胞或气球状细胞；⑤炎性细胞浸润，特别是中性粒细胞或嗜酸粒细胞与炎症的严重程度相关；⑥黏膜糜烂、溃疡，肉芽组织形成、纤维化；⑦鳞状上皮细胞间隙增宽；⑧Barrett 食管指变异的柱状上皮替代食管鳞状上皮，以前认为 Barrett 细胞包括胃型和肠型上皮，但有些学者认为柱状上皮发生肠化生才是 Barrett 食管。

【临床表现】

70%的胃食管反流病患者有典型症状，如胃灼热、反流，不典型症状有咽喉炎、哮喘、咳嗽、胸痛等。

（一）反流症状

反流为胃或食管内容物不费力地反流到口咽部，无恶心、干呕和腹肌收缩等先兆。如反流物为未消化食物即称为反食，如为酸味液体则为反酸，少数情况下可有苦味的胆汁或肠液，提示为十二指肠胃食管反流。

（二）反流物刺激食管引起的症状

主要有胃灼热、吞咽困难、胸痛。反流物刺激食管上皮深层感觉神经末梢后产生胃灼热，胃灼热是指胸骨后烧灼感，多由胸骨下段或上腹部向上延伸，甚至达咽喉部，是胃食管反流病的特征性表现，常在餐后 60 分钟出现，屈曲、弯腰、平卧发生较多，咳嗽、妊娠、用力排便、腹水可诱发或加重。吞咽困难或吞咽疼痛可见于食管黏膜炎症、食管狭窄、食管运动功能障碍。反流物刺激食管可引起食管痉挛，造成胸骨后疼痛，酷似心绞痛。

（三）食管外症状

包括无季节性发作性夜间哮喘、咳嗽、睡醒后声嘶、中耳炎等。应注意与反流有关的哮喘患者近 50%无胃灼热症状。发生哮喘的机制：①反流物吸入引起支气管痉挛；②反流物刺激食管化学感觉器，通过迷走神经反射引起支气管痉挛；③咽喉部对酸超敏感，引起喉头和支气管痉挛。反流还会造成反复发作的吸入性肺炎。

（四）并发症

1. 食管狭窄

反复发生的反流性食管炎产生纤维组织增生，导致食管狭窄，发生率为8%~20%，可引起吞咽困难、哽噎、呕吐、胸痛等。

2. Barrett 食管

有恶变倾向，但每年癌变率仅约 0.5%，国外 85%的食管腺癌发生于 Barrett食管。

3. 出血

因食管黏膜糜烂或溃疡发生出血的少见。

【实验室和辅助检查】

（一）内镜检查

除发现黏膜破损外，重要的是可以排除其他器质性疾病，由于国人上消化道的肿瘤发生率比较高，我国指南将内镜作为初诊患者的首选。内镜发现食管糜烂性病灶，结合典型症状确诊胃食管反流病的特异性较高，而仅有充血、黏膜易脆、齿状线不齐不能诊断为胃食管反流病。

内镜下发现橘红色黏膜上移超过胃食管交接线，活检确认有肠化生者即可诊断 Barrett 食管，内镜下染色放大有助于诊断，Barrett 内镜下表现为岛状、舌状、环状分布。

（二）食管 24 小时 pH 监测

是确诊酸反流的重要手段，能反映昼夜酸反流的情况，适应证包括：典型症状治疗无效、症状不典型、质子泵抑制剂试验性治疗无效、外科手术前评估。远端食管 pH<4 的时间>4%，Demeester 评分>14.72 视为病理性酸反流，但阴性结果不能排除胃食管反流病的诊断。Bravo 无线便携式 pH 监测能在更为生理的条件下记录 48~96 小时，增加诊断的阳性率。

（三）食管 24 小时阻抗测定

比较准确的了解是否有反流发生，并可鉴别是液体（低阻抗）、气体（高阻抗）或混合反流，对于弱酸反流（当 pH<4 时的酸反流）、非酸反流有独特的敏感性。主要适用于正在用 PPI 而仍然有症状的患者，多数将 24 小时 pH 与阻抗同步监测。

（四）食管测压

食管动力功能检测对诊断胃食管反流病无意义，多用于 pH-阻抗导管定位、外科抗反流手术前食管功能评估、食管裂孔疝诊断、排除食管动力障碍性疾病（硬皮病、贲门失弛缓症）。可发现胃食管反流病患者 LES 压力降低、食管体部动力减弱、膈肌与 LES 的分离，当分离大于 2cm 即可诊断食管裂孔疝。

（五）核素检查

口服核素标记液体 300ml 后平卧位，行核素扫描，10 分钟后食管出现放射性活性，提示存在胃食管反流，如肺内显示核素增强，表明反流物进入肺部。

（六）食管滴酸试验

通过使食管黏膜酸化来诱发患者的胃灼热、胸痛症状，以确定症状是否与酸敏感有关。

（七）食管 24 小时胆汁监测

对于抑酸治疗无效疑有胆汁反流的胃食管反流病患者可通过特制光纤探头连续动态监测食管胆红素浓度的变化。

（八）食管吞钡检查

在诊断胃食管反流病中的意义不大，可能发现中重度食管炎、狭窄、食管裂孔疝。

【诊断和鉴别诊断】

（一）诊断

1. 症状

有典型症状胃灼热、反流，内镜发现食管炎，排除其他原因食管炎后可确立诊断；反流性食管炎洛杉矶分级：A 级：黏膜破损长径<5mm；B 级：黏膜破损长径>5mm，但病灶间无融合；C 级：黏膜破损融合<食管周径的 75%；D 级：黏

膜破损累及食管周径≥75%。

2. 内镜检查

内镜下无食管炎，而反流检测阳性也可确立诊断；质子泵抑制剂试验性治疗（proton pump inhibitor test，PPI）对于内镜下没有食管炎或不行内镜检查的患者有相当的临床价值，给予标准剂量PPI，每天两次，1~2周，胃食管反流病患者服药后症状缓解，即PPI试验阳性，诊断胃食管反流病的敏感性为78%，特异性54%。

3. 不典型症状

咽喉炎、哮喘、咳嗽、胸痛的患者应结合内镜、食管反流检测、PPI试验性治疗结果综合判断。

4. 病理生理异常

胃食管反流病诊断后还可了解患者的病理生理异常，如食管体部动力、LES压力、酸或碱反流，有无食管裂孔疝等。

(二) 鉴别诊断

（1）胃灼热的患者在PPI试验性治疗无效时多考虑功能性胃灼热。

（2）以胸痛为主要症状的应与冠心病鉴别。

（3）吞咽困难应考虑是否有食管癌、贲门失弛缓症、嗜酸性粒细胞性食管炎。

（4）内镜下食管炎常见的还有霉菌性食管炎、药物性食管炎，食管溃疡还有克罗恩病、结核、自身免疫性疾病。

（5）不典型症状患者应排除原发性的咽喉及呼吸道疾病。

【治疗】

治疗目的是快速缓解症状、治愈反流性食管炎、维持缓解、减少复发、预防并发症、提高生活质量。

（一）一般治疗

抬高床头 15~20cm 可减少卧位及夜间反流，睡前 2~3 小时不宜再进食，白天进餐后不宜立即卧床，肥胖者减轻体重可以减少反流。传统认为以下措施可减少反流：戒烟、禁酒、降低腹压、避免高脂饮食、巧克力、咖啡与咖啡因、酸性与刺激性食品等，但尚无足够的研究证明能有效控制胃食管反流病症状。

（二）药物治疗

1. 抑酸治疗

强力抑酸剂 PPI 可产生显著而持久的抑酸效果，缓解症状快，反流性食管炎愈合率高，是糜烂性食管炎的首选药物，也是治疗非糜烂性反流病的主要用药，需强调的是 PPI 应早餐前给药，药物剂量一定要足，多为消化性溃疡治疗量的两倍，疗程 8 周。对症状控制不好的患者，可以晚餐前加用一次，或换用另一种 PPI。常规剂量 % 受体拮抗剂（H_2RA）对夜间胃酸分泌抑制明显，可缓解轻至中度胃食管反流病患者的症状，但对 C 级以上的反流性食管炎愈合率差，长期服用会产生药物耐受。

2. 促动力药

单独使用疗效差，PPI 效果不佳时，考虑联合应用促动力剂，特别是 LES 压力降低、食管动力减弱和胃排空延迟的患者。巴氯芬可以增加 LES 压力，对于 PPI 疗效不佳的患者可以试用。

3. 其他

制酸剂可中和胃酸，常用的药物是含有铝、镁、铋等的碱性盐类及其复合制剂，可用于解除症状，对反流性食管炎的愈合几乎无作用，但铝碳酸镁有吸附胆汁的作用。

4. 维持治疗

PPI 几乎可以愈合所有的反流性食管炎，但停药后 2/3 的病人症状复发，B

级以上食管炎6个月后100%复发，故必须进行维持治疗。PPI维持治疗的效果优于H_2RA和促动力剂，药物用量无统一标准，多给予每天一次的常规剂量或半量PPI，C~D级食管炎需足量维持。目前提倡按需服药，即出现症状后患者自行服药至症状被控制，A级食管炎、非糜烂性反流病患者可按此方法进行维持治疗。

（三）内镜治疗

内镜下抗反流手术的长期疗效和并发症还需进一步评估。

（四）抗反流手术治疗

适应证：①PPI治疗有效，但需要长期治疗；②24小时反流检测确认存在反流，服用PPI期间存在非酸反流，反流与症状相关；③LES压力降低、食管体部动力正常；④手术方式主要为胃底折叠术，合并食管裂孔疝应行修补术，可在腹腔镜下或常规剖腹进行手术。术后的死亡和病残风险显著高于食管腺癌的发生。

（五）并发症治疗

目前尚无有力证据表明有逆转Barrett食管的方法，主要是监测腺癌发生的危险性，无上皮瘤变者3~5年作1次内镜，低级别上皮瘤变给予12周大剂量PPI，如持续存在，6个月至1年复查1次内镜，高级别上皮瘤变应强化内镜监测（化生上皮每个方向隔2cm取一块组织），可考虑内镜下黏膜切除或外科食管切除。对于食管狭窄患者在内镜下扩张治疗后需加用PPI维持治疗。

【预后】

对胃食管反流病的自然病程知之甚少，反流性食管炎、非糜烂性反流病、Barrett食管之间的关系尚存争议。大多数病例呈慢性复发性，中止治疗后复发，非糜烂性反流病对治疗的反应较差。坚持服药反流性食管炎治愈率较高，严重并发症的发生率少，与食管炎有关的死亡率极低，Barrett食管有发生腺癌的倾向，但比例不高。

第二节　食管癌

食管癌是指发生于下咽到食管胃结合部（GEJ）之间的食管上皮来源肿瘤，包括鳞状细胞癌、腺癌等病理类型。食管癌发病率居全球肿瘤发病率的第 8 位，有明显的地域差异，世界范围内高低发病地区之间的差异为 60 倍，高发病率国家包括亚洲、南非、中非和法国北部等。我国食管鳞癌的高发区在太行山、秦岭、闽粤交界等地区，发病性别差异不大，发病年龄比低发区提前 10 年。

【病因和发病机制】

食管癌的病因尚无明确结论。①饮食及不良习惯：食物中维生素缺乏、进食过快过烫、粗硬食物、咀嚼槟榔等均与食管癌有关。吸烟者食管鳞癌的发生率增加 3~8 倍，饮酒者增加 7~50 倍；②亚硝胺类化合物：亚硝胺类化合物能引起多种动物发生食管癌；高发区居民胃液中常含有亚硝胺，饮水和食品中亚硝胺的含量显著增高；③霉菌及其毒素：我国高发区居民食用发酵、霉变食物较为普遍，某些真菌产生的毒素可诱发动物发生食管鳞癌；④微量元素：我国食管癌高发区环境中钼、硒、锌、镁等较低，这些物质的缺乏影响组织修复，使粮食、蔬菜中硝酸盐集聚；⑤慢性刺激：贲门失弛缓症、食管良性狭窄等长期刺激可诱发食管癌；⑥遗传：食管癌有家族聚集倾向，有家族史者迁移到低发区后，仍有相对较高的发生率；⑦人类乳头状病毒：该病毒可能与鳞状细胞癌发生有关；⑧癌基因：存在原癌基因激活和抑癌基因失活的现象，但未发现特定的基因变化；⑨Barrett 食管可以发展为食管腺癌。

【病理】

（一）组织学分类及分化程度

组织学分为鳞癌（H1）和腺癌（H2），我国鳞癌占 90% 以上。分化程度

（G）：细胞分化程度不能确定（Gx）；高分化癌（G1）；中分化癌（G2）；低分化癌（G3）；未分化癌（G4）。

（二）扩散和转移

病灶侵及黏膜层为早期，多数浸润首先向黏膜下层和肌层扩展，食管无浆膜层故癌灶极易透壁侵犯邻近器官。淋巴转移是主要的转移方式，沿黏膜下淋巴管到达食管周围淋巴结，进而向远处转移，也可经血行转移至肝、肺、脑、骨、肾上腺等器官。

（三）病理分期

TNM 分期对治疗、预后判断有重要意义。

【临床表现】

（一）吞咽哽噎或吞咽困难

是食管癌的最主要和突出的表现，即使早期患者也会有吞咽不适，可被误认为食管损伤。随后出现进行性吞咽困难，先对固体食物而后进半流质、流质饮食亦有困难。

（二）咽下疼痛

早期肿瘤的病人进食时发生胸骨后灼痛、刺痛，摄入刺激性食物（过热、酸性、辛辣）时更明显。晚期可有放射痛，而持续性、穿透性胸背部疼痛，应疑为癌组织外侵或椎体转移。

（三）反流与呕吐

常出现于食管腔阻塞，可为食物、唾液、黏液的混合物，有时有血迹、溃烂组织。

（四）其他

逐渐出现恶病质，癌组织侵犯喉返神经出现声音嘶哑、呛咳，晚期还会出现咯血、反复不愈的肺炎、肺脓肿（食管-气管瘘）等。

【实验室和辅助检查】

（一）内镜检查

是诊断食管癌最直接的方法，活检病理检查可确诊，对可疑病灶多点活检可提高诊断率。高发区常规内镜下染色可大大提高早期病灶的检出率，食管正常组织 Lugol 碘液着棕褐色，癌组织不着色。电子染色下放大有利于病灶的发现。超声内镜可以判断病变浸润深度、周围器官受累及局部淋巴结转移情况。

（二）影像学检查

①钡餐造影：显示早期食管癌困难，中晚期见狭窄、梗阻等；②胸部及腹部 CT 平扫+增强：可显示食管壁增厚、肿瘤外侵程度、区域淋巴结及腹腔转移；③PET-CT：可以发现食管病灶、判断是否有远处转移。

（三）组织学和细胞学检查

转移淋巴结或组织活检可明确诊断。

【诊断和鉴别诊断】

（一）诊断

年龄在 40 岁以上（高发区 35 岁以上）出现与进食有关的吞咽哽噎或吞咽困难、胸骨后疼痛均应考虑食管癌，内镜检查后病理阳性即可确诊，应给予 TNM 分期诊断，需要指出食管癌不包括贲门癌。

（二）鉴别诊断

需鉴别其他类型的食管恶性肿瘤、食管炎、良性肿瘤、贲门失弛缓症、食管良性狭窄、食管结核、食管外压迫，结合内镜、超声内镜、病理等检查鉴别诊断应无明显困难。

【治疗】

根据病期早晚、病变部位、年龄大小、身体状态来决定治疗方法，应多学科讨论确定综合治疗方案。

（一）内镜治疗

0 期和Ⅰa期可在内镜下行黏膜剥离或黏膜切除术，完全切除率高，五年生存率>90%。

（二）外科治疗

对于 0 （$TisN_0M_0$）、Ⅰ （$T_1N_0M_0$，$T_{2\sim3}N0M0$）、Ⅱ （$T_{2\sim3}N_0M_0$，$T_{1\sim2}N_1M_0$）及Ⅲ期（$T_{1\sim2}N_2M_0$，$T_3N_{1\sim2}M_0$），除 T_{4a} 和 N_3 的患者）可行手术切除；对于放射治疗未控或复发病例，无局部明显外侵或远处转移的患者也可考虑手术。

（三）放射治疗

包括根治性放疗、同步放化疗、姑息性放疗、术前和术后放疗等。适应证：癌灶能切除但合并其他疾病不能手术或不愿手术者；无法手术切除的Ⅲ期患者；外科手术完全切除的 $T_3N_{1\sim3}M_0$ 和 $T_4N_{0\sim3}M_0$。患者，或切缘阳性的患者推荐术后放疗侵及心包、膈肌和胸膜）患者可行术前同步放化疗。

（四）化学治疗

术后辅助化疗用于手术完全切除后分期为 $T_{2\sim3}N_0M_0$，$T_{1\sim2}N_1M_0$ 及术后残留的患者；分期为 $T_3N_{1\sim3}M_0$ 和 $T_4N_{0\sim3}M_0$。的患者可行新辅助放化疗明显增加手术切除率；晚期不能手术者（任何 T，任何 N，M_1）行化疗仍可提高生存期。

（五）靶向治疗

抗 EGFR 单抗，如：曲妥珠单抗在 HER-2 过表达的食管腺癌和西妥昔单抗联合放疗或化疗。

（六）联合治疗

包括放疗+手术；放疗+化疗+手术；化疗+手术；手术+化疗。

（七）姑息治疗

内镜下置放支架或激光可解除梗阻。

【预后】

早期食管癌外科手术疗效极佳，五年生存率达 90%，未经治疗的患者一般在一年内死亡，进展期食管癌患者五年生存率仅 10%。预后不良的患者包括：Ⅲ期 T_4、Ⅳ期、食管上段癌肿、病变超过 5cm、已侵犯肌层、癌细胞分化差、已有远处转移者。

【预防】

注意高危人群的监测：食管癌高发区 40 岁以上、食管癌家族史、癌前疾病或癌前病变。对于 Barrett 食管应密切随访，但尚无肯定的预防措施。对高级别瘤变应行黏膜剥离或黏膜切除术。

第五章　胃　炎

胃炎是指任何病因引起的胃黏膜炎症。胃黏膜对损害的反应涉及上皮损伤、黏膜炎症和上皮细胞再生3个过程，但有时可仅有上皮损伤和细胞再生，而无明显的胃黏膜炎症，此时一般应称为胃病。但临床上常将一些本属于"胃病"的情况也归入"胃炎"中。一般临床上将胃炎分成急性胃炎和慢性胃炎两大类。

第一节　急性胃炎

急性胃炎一般指各种病因引起的胃黏膜急性炎症，病理学上指胃黏膜有大量中性粒细胞浸润。

急性胃炎主要有下列3种：

（1）急性糜烂出血性胃炎。

（2）急性幽门螺杆菌（Helicobacter pylori，简称 H. pylori）胃炎。

（3）除 H. pylori 以外的急性感染性胃炎。

由于人群中 H. pylori 感染率很高，而且发病时多数患者症状较轻或无症状，因此临床上很难作出急性 H. pylori 胃炎的诊断。非 H. pylori 感染引起的急性感染性胃炎详见本章第三节。本节重点讨论急性糜烂出血性胃炎。

【病因和发病机制】

（一）急性应激

可由严重创伤、大手术、大面积烧伤、脑血管意外和严重脏器功能衰竭、休克、败血症等所引起。严重应激情况下机体的代偿功能不足以维持胃黏膜微循环的正常运行，造成黏膜缺血、缺氧，上皮细胞黏液和碳酸氢盐分泌减少，局部前列腺素合成不足。由此导致黏膜屏障破坏和氢离子反弥散，后者使黏膜内 pH 下降，进一步损伤了黏膜血管和黏膜，引起糜烂和出血。除多灶性糜烂外，少数可发生急性溃疡，其中烧伤所致者称 Curling 溃疡，中枢神经系统病变所致者称 Cushing 溃疡。

(二) 化学性损伤

1. 药物

最常见的是非留体类抗炎药 (non – steroidal anti – inflammatory drugs, NSAIDs)，包括阿司匹林，其机制主要是抑制环氧合酶 (cyclooxygenase, COX) 的作用而抑制了如列腺素的产生。这类药物可引起黏膜糜烂和出血，病变除胃黏膜外，也可累及十二指肠。其他药物如氯化钾、某些抗生素或抗肿瘤药等也可刺激或损伤胃黏膜。

2. 乙醇

乙醇具有亲酯性和溶酯能力，高浓度乙醇可直接引起上皮细胞损伤，破坏胃黏膜屏障，导致黏膜水肿、糜烂和出血。

【临床表现】

多数患者症状不明显，或症状被原发疾病所掩盖。有症状者主要表现为轻微上腹不适或隐痛。该病突出的临床表现是上消化道出血，患者可以突然呕血和/或黑便为首发症状。在所有上消化道出血的病例中，急性糜烂出血性胃炎所致者占 10%~30%，仅次于消化性溃疡。

【诊断】

有应激或化学性损伤因素者表现为上消化道出血时应怀疑该病，但确诊依赖于在出血后 12~48 小时内进行的急诊胃镜检查，镜下可见到以多发性糜烂、浅表溃疡和出血灶为特征的急性胃黏膜病损。一般急性应激所致的胃黏膜病损以胃体、胃底部为主，而 NSAIDs 或酒精所致的则以胃窦部为主。

【治疗和预防】

针对原发疾病和病因采取防治措施。对有上述严重疾病处于应激状态的患者，除积极治疗原发疾病外，应常规预防性给予抑制胃酸分泌的 H_2-受体拮抗剂或质子泵抑制剂，或胃黏膜保护剂硫糖铝。对服用 NSAIDs 的患者应视情况应用质子泵抑制剂或米索前列醇预防。对已发生上消化道大出血者，按上消化道出血治疗原则采取综合措施进行治疗，质子泵抑制剂静脉给药抑制胃酸分泌，提高胃内 pH 有助于止血和促进病变愈合。

第二节　慢性胃炎

慢性胃炎是由多种病因引起的胃黏膜慢性炎症，主要由 *H. pylori* 感染所引起。胃黏膜层以淋巴细胞和浆细胞浸润为主，部分患者在后期可出现胃黏膜固有腺体萎缩和化生。

【流行病学】

大多数慢性胃炎患者无任何症状，因此本病在人群中的确切患病率不完全清楚。*H. pylori* 感染是慢性胃炎主要病因（80%~95%），*H. pylori* 感染几乎无例外地引起胃黏膜炎症，感染后机体一般难以自行将其清除，而造成慢性感染。据此估计，人群中的 *H. pylori* 感染率大致相当于慢性胃炎的患病率。我国人群中的 *H. pylori* 感染率为 40%~60%，感染率随年龄增加而升高，因此估计人群中成人慢性胃炎患病率约为 50%，发病率随年龄增加而升高。自身免疫性胃炎在北欧较多见，我国仅有少数病例报道。

【分类】

慢性胃炎的分类方法很多，我国"慢性胃炎共识意见"（2006 年和 2012 年）

采纳了国际上新悉尼系统。该方法将慢性胃炎分成非萎缩性、萎缩性和特殊类型胃炎三大类，萎缩性胃炎又分成多灶性和自身免疫性萎缩性胃炎。

【病因和发病机制】

（一）H. pylori 感染

H. pylori 感染与慢性胃炎的关系符合 Koch 提出的必要条件。

即符合确定病原体为疾病病因的 4 项条件：①该病原体存在于所有该病的患者中；②该病原体的分布与体内病变分布一致；③清除病原体后疾病可好转；④在动物模型中该病原体可诱发与人相似的疾病。大量研究表明：①80%~95%的慢性活动性胃炎患者胃黏膜中有 *H. pylori* 感染，5%~20%的阴性率反映了慢性胃炎病因的多样性；②从 *H. pylori* 相关胃炎者中，*H. pylori* 分布以胃窦为主，与炎症在胃内的分布完全一致；③根除 *H. pylori* 可使胃黏膜炎症消退，其中中性粒细胞消退较快；④志愿者和动物模型中已证实 *H. pylori* 感染可引起胃炎。另一种同样属于螺旋杆菌属的海尔曼螺旋杆菌感染也被证实可引起慢性胃炎，其在慢性胃炎患者中的感染率约为 0.15%~0.2%。

（二）引起慢性胃炎的机制

包括：①*H. pylori* 尿素酶分解尿素产生的氨以及其产生的毒素（如空泡毒素等）、酶等，直接损伤胃黏膜上皮细胞；②*H. pylori* 诱导上皮细胞释放 IL-8，诱发炎症反应，后者损伤胃黏膜；③*H. pylori* 通过抗原模拟或交叉抗原机制诱发免疫反应，后者损伤胃黏膜上皮细胞。

（三）H. pylori 感染所致慢性胃炎的演变

H. pylori 感染后几乎无例外地引起组织学胃炎。长期感染（约5~25年）后，部分患者可有胃黏膜萎缩和化生。*H. pylori* 相关胃炎胃黏膜萎缩和肠化生发生率在不同国家或同一国家不同地区之间存在很大差异，其发生率高低大体与胃癌发

病率相平行。如印度 *H. pylori* 感染率很高，胃癌发生率低，胃黏膜萎缩/肠化生发生率低；日本 *H. pylori* 感染率高，胃癌发生率很高，胃黏膜萎缩/肠化生发生率很高。我国胃癌高发地区与低发地区相比，也存在类似情况。因此 *H. pylori* 感染后胃黏膜萎缩/肠化生的发生是*H. pylori* 与其他因素，包括宿主（遗传）和环境因素协同作用的结果。

（二）自身免疫机制和遗传因素

胃体萎缩为主的慢性胃炎发生在自身免疫基础上，又称为自身免疫性胃炎，或称 A 型萎缩性胃炎。患者血液中存在自身抗体即壁细胞抗体（parietal cell antibody，PCA）和内因子抗体（intrinsic factor antibody，IFA）。前者使壁细胞总数减少，导致胃酸分泌减少或缺乏；后者使内因子缺乏，引起维生素 B_{12} 吸收不良，导致恶性贫血。本病可伴有其他自身免疫性疾病，如桥本氏甲状腺炎、白癜风等。

恶性贫血具有遗传背景，家庭成员中萎缩性胃炎、低酸或无酸、维生素 B_{12} 吸收不良的患病率以及 PCA、IFA 阳性率很高。

近年发现 *H. pylori* 感染者中也存在着自身免疫反应，其血清抗体能和宿主的胃黏膜上皮起交叉反应，其机制主要与 *H. pylori* 抗原模拟有关。

（三）其他因素

1. 十二指肠液反流

由于幽门括约肌功能不全，胆汁、胰液和肠液大量反流入胃，削弱胃黏膜屏障功能，使胃黏膜遭到消化液损伤，产生炎症、糜烂、出血和黏膜上皮化生等变化。吸烟也可影响幽门括约肌功能，引起反流。

2. 胃黏膜损伤因子

一些外源性因素，如长期摄食粗糙或刺激性食物、酗酒、高盐饮食、长期服用 NSAIDs 等药物，可长期反复损伤胃黏膜，造成炎症持续不愈。慢性右心衰竭、肝硬化门静脉高压症可引起胃黏膜瘀血缺氧。这些因素可各自或与 *H. pylori* 感染协同起作用损伤胃黏膜。

【病理】

慢性胃炎病理变化是胃黏膜损伤和修复这对矛盾长期作用的结果，组织学上表现为炎症、萎缩和化生。在慢性炎症过程中，胃黏膜也有反应性增生变化，如胃小凹上皮过形成、黏膜肌增厚、淋巴滤泡形成、纤维组织增生等。无论炎症还是萎缩或肠化，开始时均呈灶性分布，随着病情发展，灶性病变逐渐融合成片。一般，慢性胃炎的病理变化胃窦重于胃体，小弯侧重于大弯侧；当萎缩和肠化生严重时，炎症细胞浸润反而减少。5 种形态学变量（*H. pylori*、炎症、活动性、萎缩和化生）的程度可分成无、轻度、中度和重度 4 级。

（一）*H. pylori*

主要见于黏液层和胃黏膜上皮表面或小凹间，也可见于十二指肠的胃化生黏膜，而肠化黏膜上皮上罕见。*H. pylori* 在胃内分布不均匀，一般胃窦密度比胃体高，*H. pylori* 数量与炎性细胞浸润程度成正比。

（二）炎症

黏膜层有以淋巴细胞、浆细胞为主的慢性炎症细胞浸润。*H. pylori* 根除后慢性炎症细胞一般要一年或更长时间才能完全消失。

（三）活动性

指黏膜中存在中性粒细胞，多见于固有膜、小凹上皮和腺管上皮之间，可形成小凹脓肿。中性粒细胞浸润是提示 *H. pylori* 感染存在的敏感指标。

（四）萎缩

指胃固有腺体（幽门腺或泌酸腺）数量减少，是由于长期慢性炎症引起腺体破坏所致。由于腺体数量减少，黏膜层变薄，内镜下呈现胃黏膜血管网显露。

但萎缩常伴有化生以及纤维组织、淋巴滤泡和黏膜肌增厚等增生变化，此时胃黏膜层不变薄，反而呈粗糙、细颗粒状外观。

（五）化生

有两种类型：肠化生和假幽门腺化生。前者指肠腺样腺体替代了胃固有腺体；后者指胃体泌酸腺区域颈黏液细胞增生，形成幽门腺样腺体，它与幽门腺在组织学上一般难以区别，需根据活检部位判断。通常所称的胃黏膜化生指肠化生。根据肠化生细胞黏液性质等，可将肠化生分成若干亚型：小肠型和大肠型，完全型和不完全型。曾认为大肠型或不完全型肠化生与胃癌发生关系更密切，但目前认为与胃癌风险关系更密切的是胃内肠化生分布范围和严重程度而不是其亚型。已建立了根据肠化生范围和严重程度评估胃癌发生风险的 OLGIM 系统。

（六）异型增生（上皮内瘤变）

异型增生和上皮内瘤变可作为同义词，前者分为轻度和重度，后者分为低级别和高级别。异型增生是细胞再生过程中过度增生和丧失分化，在结构和功能上偏离正常轨道的结果，其形态学上表现为细胞异型性和腺体结构紊乱。内镜下异型增生并无特征性表现，可发生于隆起、平坦或凹陷病变中。异型增生是胃癌的癌前病变。

【临床表现】

约 70%~80% 的患者可无任何症状。有症状者主要表现为非特异性消化不良，如上腹疼痛或不适，这些症状一般无明显节律性，进食可加重或减轻。此外也可有食欲缺乏、嗳气、反酸、恶心等症状。这些症状的有无和严重程度与慢性胃炎的内镜所见和组织病理学分级程度无明显相关性。胃黏膜有显著糜烂者可有上消化道出血，长期少量出血可引起缺铁性贫血。恶性贫血者常有疲软、舌炎和轻微黄疸，而消化道症状则较少见。慢性胃炎的体征多不明显，有时可有上腹轻压痛。

【实验室和辅助检查】

（一）*H. pylori* 检测

进行 *H. pylori* 检测。

（二）胃液分析

非萎缩性胃炎胃酸分泌常正常或增高；萎缩性胃炎病变主要在胃窦时，胃酸可正常或稍降低；自身免疫性萎缩性胃炎胃酸降低，严重者可无胃酸。

（三）血清胃泌素 G17、胃蛋白酶原Ⅰ和Ⅱ测定

有助判断胃黏膜萎缩是否存在及其分布部位和程度。胃体萎缩者血清胃泌素 G17 水平显著升高、胃蛋白酶原Ⅰ和（或）胃蛋白酶原Ⅰ/Ⅱ比值下降；胃窦萎缩者血清胃泌素 G17 水平下降，胃蛋白酶原Ⅰ和胃蛋白酶原Ⅰ/Ⅱ比值正常；全胃萎缩者则两者均低。

（四）自身抗体

A 型萎缩性胃炎的血清 PCA 常呈阳性。血清 IFA 阳性率比 PCA 低，但如果胃液中检测到 IFA，对诊断恶性贫血帮助很大。

（五）血清维生素 B_{12} 浓度和维生素 B_{12} 吸收试验

正常人空腹血清维生素 B_{12} 的浓度为 $300 \sim 900ng/L$，$<200ng/L$ 肯定有维生素 B_{12} 缺乏。Schilling 试验能检测维生素 B_{12} 吸收情况，判断维生素 B_{12} 吸收障碍的原因。Schilling 试验呈现内因子缺乏所致的维生素 B_{12} 吸收障碍有助于恶性贫血诊断。

【诊断】

确诊主要依赖内镜检查和胃黏膜活检组织学检查，尤其是后者。*H. pylori* 检

测有助于病冈诊断，怀疑自身免疫性萎缩性胃炎者应检测血清胃泌素和相关的自身抗体等。

（一）内镜检查

悉尼分类将胃炎的胃镜诊断定为 7 种类型：充血渗出性、平坦糜烂性、隆起糜烂性、萎缩性、出血性、反流性和皱襞增生性胃炎，这些类型可单独或多种并存。慢性胃炎的内镜诊断分为非萎缩性胃炎和萎缩性胃炎，如同时存在平坦糜烂、隆起糜烂或胆汁反流，则诊断为非萎缩性或萎缩性胃炎伴糜烂，或伴胆汁反流。内镜下非萎缩性胃炎的诊断依据是红斑（点、片状、条状），黏膜粗糙不平，出血点/斑；萎缩性胃炎的依据是黏膜呈颗粒状，黏膜血管显露，色泽灰暗，皱襞细小。内镜观察要描述病变分布范围（胃窦、胃体或全胃）。

（二）组织病理学检查

1. 活检取材

用于临床诊断建议取 3 块（胃窦大、小弯侧各 1 块和胃体小弯侧 1 块）；用于科研时按悉尼系统要求取 5 块（胃窦和胃体的大小弯侧取各 1 块，胃角小弯侧取 1 块）。内镜医师应向病理医师提供活检部位、内镜所见和简要病史等资料，以提高诊断正确性。

2. 病理诊断报告

诊断要包括部位特征和形态学变化程度，有病因可见的要报告病因，如 *H. pylori*。病理要报告每块活检材料的组织学变化，以便临床医师结合内镜所见作出正确诊断。

【治疗】

慢性胃炎的治疗目的是缓解症状和改善胃黏膜组织学，治疗应尽可能针对病因，遵循个体化原则。无症状、无黏膜糜烂和无 *H. pylori* 感染的非萎缩性慢性胃炎不需要治疗。

（一）消除或削弱攻击因子

1. 根除 *H. pylori*

（1）对象：有胃黏膜糜烂或萎缩，或有消化不良症状。

（2）方案：根除 *H. pylori* 而无抗酸分泌作用的治疗方案可有效愈合溃疡。

2. 抑酸或抗酸治疗

适用于有胃黏膜糜烂或以胃灼热、反酸、上腹饥饿痛等症状为主者。根据病情或症状严重程度，选用抗酸剂、H_2 受体拮抗剂或质子泵抑制剂。

3. 针对胆汁反流、服用 NSAIDs 等作相应治疗和处理

动力促进剂多潘立酮、莫沙必利、伊托必利等可消除或减少胆汁反流，咪索前列醇、质子泵抑制剂可减轻 NSAIDs 对胃黏膜的损害。

（二）增强胃黏膜防御

适用于有胃黏膜糜烂或症状明显者。药物包括胶体铋、铝碳酸镁制剂、硫糖铝、瑞巴派特、替普瑞酮、吉法酯、依卡倍特等。

（三）动力促进剂

适用于以上腹饱胀、早饱等症状为主者。

（四）中药

辨证施治，可与西药联合应用。

（五）其他

1. 伴胃黏膜异型增生的处理

轻度异型增生可加强随访观察，重度异型增生确认后应内镜下治疗或手术治疗。

2. 抗抑郁药、镇静药

适用于睡眠差、有明显精神因素者。

3. 维生素 B_{12}

适用于 A 型萎缩性胃炎有恶性贫血者。

4. 抗氧化剂

维生素 C、维生素 E、β-胡萝卜素和微量元素硒等抗氧化剂可清除 *H. pylori* 感染炎症所产生的氧自由基和抑制胃内亚硝胺化合物形成，对预防胃癌有一定作用。

【预后】

由于绝大多数慢性胃炎是 *H. pylori* 相关性胃炎，而 *H. pylori* 自发清除少见，因此慢性胃炎可持续存在，但多数患者并无症状。少部分慢性非萎缩性胃炎可发展为慢性多灶萎缩性胃炎；后者中的极少数经长期演变可发展为胃癌。根除 *H. pylori*、补充抗氧化剂等综合治疗可在一定程度上预防胃黏膜萎缩、肠化的发生和发展，部分患者胃黏膜萎缩可以逆转，但肠化生难以逆转。大约 15%~20% 的 *H. pylori* 相关性胃炎可发生消化性溃疡，以胃窦炎症为主者易发生十二指肠溃疡，而多灶萎缩者易发生胃溃疡。

第三节　特殊类型胃炎

一、化学性或反应性胃炎（病）

十二指肠-胃反流、服用 NSAIDs 或其他对胃黏膜损害物质等因素的长期刺激，可引起以胃小凹增生为主、炎症细胞浸润很少为组织学特征的反应性胃黏膜病变。胃大部分切除术后失去了幽门的功能，含胆汁、胰酶的十二指肠液可长期大量反流入胃，由此而引起的残胃炎和残胃吻合口炎是典型的化学性胃炎（病）。十二指肠胃反流所致的化学性胃病可予促胃肠动力药和吸附胆汁药物（如硫糖铝、铝碳酸镁或考来烯胺）治疗，严重者可考虑行 Rous-en-Y 转流术。

二、感染性胃炎

由于胃酸的强力抑菌作用，除 *H. pylori* 之外的细菌很难在胃内存活，因此一般人很少患除 *H. pylori* 之外的感染性胃炎。进食被微生物和（或）其毒素污染的不洁食物以及普通肠道病毒感染引起的急性胃肠炎，以肠道炎症为主，有关论述详见传染病学。当机体免疫力显著下降时，如患艾滋病、长期大量应用免疫抑制剂、严重疾病晚期等，可发生其他细菌（非特异性细菌和特异性细菌，后者包括结核、梅毒）、真菌或病毒（如巨细胞病毒）所引起的感染性胃炎。其中急性化脓性胃炎病情凶险，也可发生于内镜下胃黏膜切除术后，该病常见致病菌为甲型溶血性链球菌和金黄色葡萄球菌，化脓性炎症常起源于黏膜下层，并扩展至全层胃壁，可发生穿孔，内科治疗效果差，常需紧急外科手术。

三、Ménétrier 病

Ménétrier 病（Ménétrier disease）的特点是：①内镜下胃体、胃底黏膜皱襞粗大、肥厚，扭曲呈脑回状；②胃黏膜组织病理学见胃小凹延长、扭曲、囊样扩张，伴壁细胞和主细胞减少；③胃酸分泌减少；④低蛋白血症（蛋白质从异常胃黏膜丢失所致)。本病多见于 50 岁以上男性。诊断时须注意排除胃泌素瘤引起的胃黏膜增生、胃黏膜癌性浸润、胃淋巴瘤及胃淀粉样变性等。本病病因未明，目前无特效治疗。有溃疡形成时予抑酸治疗；伴有 *H. pylori* 感染者宜予以根除治疗；有巨细胞病毒感染者予抗病毒治疗；蛋白质丢失持续而严重者可考虑胃切除术。

第六章　消化性溃疡

消化性溃疡或消化性溃疡病泛指胃肠道黏膜在某种情况下被胃酸/胃蛋白酶自身消化而造成的溃疡。消化性溃疡可发生于食管、胃或十二指肠，也可发生于胃-空肠吻合口附近或含有胃黏膜的 Meckel 憩室内。因为胃溃疡（gastric ulcer，GU）和十二指肠溃疡（duodenal ulcer，DU）最常见，故一般所谓的消化性溃疡，是指 GU 和 DU。溃疡的胃或十二指肠壁缺损超过黏膜肌层，有别于糜烂。幽门螺杆菌（Helicobacter pylori，*H. pylori*）感染和非甾体类抗炎药（non-steroidal anti-inflammatory drugs，NSAIDs）摄入，特别是前者，是消化性溃疡最主要的病因。

【流行病学】

消化性溃疡是全球性的多发病，但在不同国家、不同地区，其患病率存在很大差异。据估计，大约10%的人一生中患过消化性溃疡。人口为基础、内镜检查证实的流行病学调查可获得时点患病率，若干报道的患病率为 4%～17.2%。DU 和 GU 均好发于男性，DU 比 GU 多见。溃疡可发生于不同年龄，但 DU 多见于青壮年，而 GU 则多见于中老年，前者的发病高峰一般比后者早 10～20 年。

近年来，全球消化性溃疡总体发病率呈下降趋势。随着幽门螺杆菌感染率下降，与此相关溃疡的发病率下降；但服用 NSAID（包括阿司匹林）的人群在扩大，与此相关溃疡的发病率在上升。此外，非幽门螺杆菌-非 NSAID 溃疡，即特发性溃疡的比率在上升。上述趋势在发达国家尤为明显。自 80 年代以来，消化性溃疡者中老年人的比率呈增高趋势。

【病因和发病机理】

胃十二指肠黏膜除了接触有强侵蚀力的高浓度胃酸和能水解蛋白质的胃蛋白

酶外，还可受到微生物、胆盐、酒精、药物和其他有害物质的侵袭。但在正常情况下，胃十二指肠黏膜能够抵御这些侵袭因素的损害作用，维持黏膜的完整性。这是因为胃十二指肠黏膜具有一系列防御和修复机制，包括黏液/碳酸氢盐屏障、黏膜屏障、丰富的血流、上皮细胞更新、前列腺素和表皮生长因子等。消化性溃疡的发生是由于对胃十二指肠黏膜有损害作用的侵袭因素与黏膜自身防御/修复因素之间失去平衡的结果。这种失平衡可能是由于侵袭因素增强，亦可能是防御/修复因素减弱，或两者兼之。GU 和 DU 在发病机理上有不同之处，前者主要是防御/修复因素减弱，后者主要是侵袭因素增强。消化性溃疡是由多种病因所致的异质性疾病群，即患者之间溃疡发生的病因、发病机理可不相同。

（一）幽门螺杆菌感染

大量研究充分证明 *H. pylori* 感染是消化性溃疡的主要病因。

1. 临床观察证据

（1）消化性溃疡患者胃黏膜中 *H. pylori* 检出率高：DU 患者的 *H. pylori* 感染率为 90% ~ 100%，GU 为 80% ~ 90%。

（2）*H. pylori* 感染者中发生消化性溃疡的危险性显著增加：前瞻性研究显示，10 年中约 15% ~ 20% 的 *H. pylori* 感染者会发生消化性溃疡。

（3）根除 *H. pylori* 可促进溃疡愈合：根除 *H. pylori* 而无抗酸分泌作用的治疗方案可有效愈合溃疡；常规治疗疗效不理想的难治性溃疡（refractory ulcer），在有效根除 *H. pylori* 治疗后，得到痊愈；应用高效抗 *H. pylori* 方案治疗 2 周，随后不再给予抗溃疡治疗，疗程结束后 2 ~ 4 周复查，溃疡愈合率可与常规抗酸分泌剂连续治疗 4 ~ 6 周的愈合率相当。

（4）根除 *H. pylori* 显著降低溃疡复发率：用常规抗酸分泌剂治疗后愈合的溃疡，停药后溃疡年复发率为 50% ~ 70%。根除 *H. pylori* 可使 DU、GU 的年复发率降至 <5% 以下。此外，根除 *H. pylori* 还可显著降低消化性溃疡出血等并发症率。

2. *H. pylori* 感染致溃疡的机制

凭借其毒力因子的作用，在胃型上皮（胃和有胃化生的十二指肠）定植，诱发局部炎症和免疫反应，损害局部黏膜的防御/修复功能。另一方面，*H. pylori* 感染可增加胃泌素释放和胃酸、胃蛋白酶原分泌，增强了侵袭因素。这两方面的协同作用造成了胃十二指肠黏膜损害和溃疡形成。

（1）损害局部黏膜防御/修复：*H. pylori* 的毒素、有毒性作用的酶和 *H. pylori* 诱导的黏膜炎症反应均能造成胃十二指肠黏膜屏障损害。*H. pylori* 空泡毒素 A（Vac A）蛋白和细胞毒相关基因 A（Cag A）蛋白是其主要毒素。*H. pylori* 尿素酶分解尿素产生的氨除了对其有保护作用外，还能直接和间接造成黏膜屏障损害。*H. pylori* 的黏液酶降解黏液，促进 H^+ 反弥散；其脂多糖可刺激细胞因子释放；其脂酶和磷脂酶 A 降解脂质和磷脂，破坏细胞膜完整性。

（2）增强侵袭因素：*H. pylori* 感染可引起高胃泌素血症，其机制包括：①其感染引起的炎症和组织损伤使胃窦黏膜中 D 细胞数量减少，影响生长抑素产生，使后者对 G 细胞释放胃泌素的反馈抑制作用减弱；②其尿素酶水解尿素产生的氨使局部黏膜 pH 值升高，干扰了胃酸对 G 细胞释放胃泌素的反馈抑制。

（3）*H. pylori* 感染引起消化性溃疡机制的假说：①"漏屋顶"假说：这是早年有学者针对 H_2 受体拮抗剂（H_2-RA）可愈合溃疡和预防溃疡复发质疑 *H. pylori* 在溃疡发病中作用而提出的假说。该假说把胃黏膜屏障比喻为"屋顶"，保护其下方黏膜组织免受胃酸（"雨"）损伤。当黏膜受到 *H. pylori* 损害时（形成"漏屋顶"），就会导致 H^+ 反弥散（"下雨"），造成黏膜损伤和溃疡形成（"屋内积水"）。H_2-RA 抑制胃酸分泌，尽管 *H. pylori* 感染形成了"漏屋顶"，但因为"不下雨"，因此"屋内不会积水"（溃疡形成）。这一假说可解释 *H. pylori* 相关 GU 的发生；②六因素假说：*H. pylori* 仅特异地定植于胃黏膜上皮，因此十二指肠黏膜胃化生（gastric metaplasia）是其感染导致十二指肠溃疡的先决条件。局部尚酸、炎症和遗传因素可导致十二指肠黏膜胃化生。该假说将 *H. pylori* 感染、高胃泌素血症、胃酸/胃蛋白酶、胃化生、十二指肠炎和碳酸氢盐分泌六个因素综合起来，解释 *H. pylori* 感染在 DU 发病中作用。胃窦 *H. pylori* 感染可引起高胃酸分泌，增加十二指肠酸负荷。高酸可损伤十二指肠黏膜上皮，诱发胃化生，为细菌定植创造条件。感染引起十二指肠炎，炎症又促进胃化生，形成恶性循环。局部黏膜碳酸氢盐分泌减少，削弱防御因素；而 *H. pylori* 感染增强了侵袭因素，两者失平衡而最终导致溃疡发生。

(二) 非甾体类抗炎药

一些药物对胃十二指肠黏膜具有损伤作用，其中以 NSAIDs（包括阿司匹林）最为显著。临床观察表明，长期摄入 NSAIDs 可诱发消化性溃疡、妨碍溃疡愈合、增加溃疡复发率和出血、穿孔等并发症发生率。长期服用 NSAIDs 者中，内镜观察约50%的患者有胃十二指肠黏膜出血点和/或糜烂，5%~30%的患者有消化性溃疡。由于摄入 NSAIDs 后与胃黏膜接触的时间较十二指肠黏膜长，因而与 GU 的关系更为密切。溃疡发生的危险性除与服用的 NSAIDs 种类、剂量大小和疗程长短相关外，还与患者年龄（>70岁）、既往溃疡病史和并发症史、从 *H. pylori* 感染、吸烟、同时应用抗凝药物或肾上腺皮质激素等因素密切相关。

NSAIDs 损伤胃十二指肠黏膜的机制包括直接局部作用和系统作用两方面。NSAIDs 在酸性胃液中呈非离子状态，可透过黏膜上皮细胞膜弥散入细胞内；细胞内较高的 pH 环境使药物离子化而在细胞内积聚；细胞内高浓度 NSAIDs 产生毒性作用损伤细胞膜，增加氢离子反弥散，后者进一步损伤细胞，使更多的药物进入细胞内，从而造成恶性循环。NSAIDs 的肠溶制剂和前药（predrug）叮在很大程度上克服药物局部作用。但临床研究结果表明，剂型改变并不能显著降低 NSAIDs 相关性溃疡和并发症发生率，提示局部作用不是其主要致溃疡机制。NSAIDs 的系统作用与其抑制环氧合酶（cyclooxygenase，COX），包括 COX-1 和 COX-2，使胃肠道黏膜中经 COX-1 途径产生的具有细胞保护作用的内源性前列腺素（PGs）合成减少，从而削弱胃十二指肠黏膜的防御作用有关。同时服用合成的 PGE_1 类似物米索前列醇（misoprostol）可预防 NSAIDs 引发溃疡是有力佐证。

据估计，西方国家中约5%的 DU 和25%的 GU 与长期服用 NSAIDs 有关。近些年来，*H. pylori* 相关性溃疡的比率随着人群中 *H. pylori* 感染率下降而降低，使 NSAIDs 相关性溃疡的比率呈现上升趋势。目前国人中长期服用非阿司匹林

NSAIDs 的比例不高，但随着人口老龄化，长期服用低剂量阿司匹林预防心血管事件者的比例在上升。

（三）胃酸和胃蛋白酶

胃蛋白酶在消化性溃疡形成的"自身消化"过程中起主要作用。但由于胃蛋白酶原的激活和胃蛋白酶活性维持依赖胃酸（pH<4.0），因此在探讨消化性溃疡发病机理和治疗措施时，主要考虑胃酸的作用。卓-艾综合征（Zollinger-Ellison Syndrone）或胃泌素瘤患者有大量胃酸分泌，可产生难治性溃疡；无酸情况下罕有溃疡发生；抑制胃酸分泌药物在未去除病因和 NSAIDs）情况下仍可愈合溃疡和预防溃疡复发。这些证据充分说明，消化性溃疡的最终形成是由于胃酸/胃蛋白酶自身消化所致，这一概念在"H. pylori 和 NSAIDs 时代"仍未改变，也就是说 Schwarz 在 1910 年提出的"无酸，便无溃疡"（"No acid，no ulcer"）的格言至今仍然正确。

DU 患者往往胃酸分泌增多，主要与下列因素有关：①壁细胞总数增多；②壁细胞对刺激物敏感性增强；③胃酸分泌的生理性反馈抑制机制发生缺陷；④迷走神经张力增高。

（四）其他危险因素

1. 吸烟

吸烟者消化性溃疡的发生率比不吸烟者高，吸烟影响溃疡愈合、促进溃疡复发和增加溃疡并发症发生率。吸烟影响溃疡形成和愈合的确切机理不明，可能与吸烟增加胃酸、胃蛋白酶分泌，抑制胰腺分泌碳酸氢盐，降低幽门括约肌张力诱发十二指肠胃反流，减低胃十二指肠黏膜血流和影响前列腺素合成等因素有关。

2. 遗传因素

随着 H. pylori 在消化性溃疡发病中重要作用的认识，遗传因素的重要性受到重视。首先，作为消化性溃疡遗传证据的"家庭群集"（familial clustering）现象被证明是 H. pylori 在家庭内人-人之间传播所致。第二，曾被认为与遗传相关的消化性溃疡亚临床标志（高胃蛋白酶原血症 I 和家族性高胃泌素血症），在根除 *H. pylori* 后大多可恢复正常。第三，O 型血者发生 DU 危险性较其他血型者高，曾被视为间接"遗传标志"，现认为这与 O 型血者胃上皮细胞表达更多黏附受体有利于幽门螺杆菌定植有关。

但遗传因素的作用不能就此否定。孪生儿中的观察表明，单卵双胎同胞发生溃疡的一致性高于双卵双胎；在一些罕见的遗传综合征中，如多发性内分泌腺腺瘤 I 型、系统性肥大细胞增多症等，消化性溃疡为其临床表现一部分。

3. 应激和心理因素

急性应激可引起应激性溃疡已是共识。但对慢性溃疡患者，情绪应激和心理因素的致病作用，一直有争论。临床观察表明，长期精神紧张、焦虑或情绪波动的人易患消化性溃疡；DU 愈合后在遭受精神应激时，溃疡容易复发或发生并发症；灾难性事件如地震、海啸发生后，溃疡发病率上升。上述事实提示，心理因素对消化性溃疡特别是 DU 的发生有明显影响。应激和心理因素可通过迷走神经机制影响胃十二指肠分泌、运动和黏膜血流的调控。

4. 饮食因素

与消化性溃疡的关系不十分明确。酒、浓茶、咖啡和某些饮料能刺激胃酸分泌，摄入后易产生消化不良症状，但尚无充分证据表明长期饮用会增加溃疡发生的危险性。据称，必需脂肪酸摄入增多与消化性溃疡发病率下降相关，前者通过增加胃十二指肠黏膜中前列腺素前体成分而促进前列腺素合成。高盐饮食被认为可增加 GU 发生危险性，这与高浓度盐损伤胃黏膜有关。

（五）与消化性溃疡相关的疾病

消化性溃疡，特别是 DU 的发病率在一些疾病患者中明显升高，这些疾病包括慢性肺部疾病（可能机制为黏膜缺氧、吸烟）、肝硬化（胃酸分泌刺激物不能被肝脏灭活、胃/十二指肠黏膜血流改变）和慢性肾功能不全（高胃泌素血症）。

【病理】

（一）溃疡的肉眼观察

1. 部位

DU 多发生在球部，前壁比后壁多见。偶尔溃疡位于球部以下，称球后溃疡。在十二指肠球部或胃的前后壁相对应处同时发生的溃疡，称为对吻溃疡。胃和十二指肠均有溃疡发生称复合溃疡。GU 尤其是 NSAIDs 相关性 GU 可发生于胃任何部位，一般 GU 多发生于胃角或胃窦、胃体小弯侧，而病变在胃体大弯或胃底者罕见。在组织学上，GU 一般发生在幽门腺区（胃窦）与泌酸腺区（胃体）交界处的幽门腺区一侧。幽门腺区黏膜可随年龄增长而扩大（假幽门腺化生和（或）肠化生），结果使与泌酸腺区黏膜之交界线上移，故老年患者发生于胃体中上部高位溃疡的比例较高。

2. 数目

消化性溃疡大多是单发，少数在胃或十二指肠中可有 2 个或 2 个以上溃疡并存，称为多发性溃疡。

3. 大小

溃疡直径一般<2cm，但巨大溃疡（>2cm）亦非罕见，需与恶性溃疡鉴别。

4. 形态

典型的溃疡呈圆形或椭圆形，但亦有呈不规则形或线形。

5. 深度

浅者仅超过黏膜肌层，深者可贯穿肌层，甚至浆膜层。

6. 并发病变

深的溃疡可穿透浆膜层而引起穿孔。前壁穿孔多引起急性腹膜炎；后壁穿孔往往和邻近器官如胰、肝、横结肠等粘连，而称穿透性溃疡。深及肌层的溃疡愈合后多遗留瘢痕，同一部位溃疡多次复发，瘢痕收缩可使局部发生畸形，如球部的假憩室形成、胃出口梗阻。合并大出血的溃疡，有时基底部可见裸露的血管。

（二）溃疡的显微镜下观察

由浅及深可分为纤维脓性渗出物、嗜酸性坏死组织、肉芽组织和纤维瘢痕4层。

【临床表现】

本病的主要症状是消化不良，表现为上腹部疼痛或不适。但部分患者可无症状，或以出血、穿孔等并发症为首发症状。

（一）疼痛

上腹部疼痛是主要症状，多位于上腹中部，可偏右或偏左，后壁溃疡特别是穿透性溃疡疼痛可放射至背部。疼痛严重程度不一，可呈隐痛、钝痛、胀痛、烧灼样痛或饥饿样痛。典型的 DU 疼痛常在两餐之间或餐前发生，进食或服用抗酸剂后可缓解，可发生于夜间；GU 疼痛多在餐后 1 小时内出现，经 1~2 小时后逐渐缓解，直至下餐进食后再复现上述节律。但疼痛对消化性溃疡的诊断缺乏敏感性和特异性，因为无疼痛的患者不在少数，功能性消化不良或甚至胃癌患者也可有类似疼痛，溃疡已愈合的部分患者仍可有上腹疼痛。

（二）其他症状

除上腹疼痛外，尚可有反酸、嗳气、胃灼热、上腹饱胀/不适、恶心、呕吐、食欲减退等症状，这些症状也缺乏特异性。

（三）体征

无并发症的消化性溃疡多无体征。在溃疡活动期，部分患者可有上腹部局限性轻压痛，但缺乏特异性。

【消化性溃疡的特殊类型和问题】

（一）无症状性溃疡

约 15%~35% 消化性溃疡患者可无任何症状，多在因其他疾病行内镜检查或 X 线钡餐检查时被发现，或当发生出血、穿孔等并发症时，甚至于尸体解剖时始被发现。这类消化性溃疡可见于任何年龄，但以老年人为多见。维持治疗中复发的溃疡半数以上无症状；无症状性溃疡在 NSAIDs 诱发的溃疡中占 30%~40%。

（二）老年人消化性溃疡

近 30 多年来，消化性溃疡者中老年人的比率呈增高趋势。老年消化性溃疡临床表现多不典型，有许多方面与青壮年消化性溃疡不同。老年者中 GU 发病率等于或多于 DU；胃体中上部高位溃疡以及胃巨大溃疡多见，需与胃癌鉴别；无症状或症状不明显者的比率较高；疼痛多无规律，食欲缺乏、恶心、呕吐、体重减轻、贫血等症状较为突出。

（三）胃、十二指肠复合溃疡

指胃和十二指肠同时发生的溃疡，约占全部消化性溃疡的 5%，DU 往往先于 GU 出现。一般认为，GU 如伴随 DU，则其恶性的机会较少，但这只是相对而言。

（四）幽门管溃疡

幽门管位于胃远端，与十二指肠交接，长约 2cm。幽门管溃疡的病理生理与 DU 相似，胃酸一般增多。幽门管溃疡常缺乏典型溃疡的节律性疼痛，餐后上腹痛多见，对抗酸剂反应差，容易出现呕吐等胃出口梗阻症状，穿孔或出血的并发症也较多。

（五）十二指肠球后溃疡

约占 DU 的 3%。溃疡多发生于十二指肠乳头近端。球后溃疡多具有 DU 的临床特点，但夜间疼痛和背部放射痛更为多见，对药物治疗反应稍差，较易并发出血。

（六）难治性溃疡

指正规治疗 8 周（DU）或 12 周（GU）后，经内镜检查确定未愈的消化性溃疡和/或愈合缓慢、复发频繁的消化性溃疡。随着有强烈抑制胃酸分泌作用的 PPI 问世及消化性溃疡病因新认识带来的防治策略的改变，真正难以愈合的消化性溃疡现已很少见。

【实验室和辅助检查】

（一）幽门螺杆菌检测

H. pylori 感染的诊断已成为消化性溃疡的常规检测项目，其方法可分为侵入性和非侵入性两大类，前者需做内镜检查和胃黏膜活检，可同时确定存在的胃十二指肠疾病，后者仅提供有无 *H. pylori* 感染的信息。目前常用的侵入性试验包括快速尿素酶试验（rapid urease test，RUT）、组织学检查、培养等；非侵入性试验主要有 ^{13}C- 或 ^{14}C- 尿素呼气试验（urea breath test，UBT）、类便 *H. pylori* 抗原（*H. pylori* stool antigen，HpSA）检测和血清学试验等。

RUT 是侵入性试验中诊断 *H. pylori* 感染的首选方法，操作简便、费用低。组织学检查可直接观察 *H. pylori*，与常规 H-E 染色相比，Warthin-Stany 等特殊染色能提高检出率。非侵入性试验中 ^{14}C-UBT 或 ^{13}C-UBT 检测诊断 *H. pylori* 感染的敏感性和特异性高，可作为根除治疗后复查的首选方法。HpSA 诊断 *H. pylori* 感染的敏感性和特异性也很高，正在推广中。定性检测抗从 *H. pylori* 抗体 IgG 的血清学试验不宜作为治疗后 *H. pylori* 是否根除的证实试验。

（二）胃液分析

GU 患者胃酸分泌正常或低于正常，部分 DU 患者则增多，但与正常人均有很大重叠，故其对消化性溃疡诊断和鉴别诊断帮助不大。目前主要用于胃泌素瘤的辅助诊断。

（三）血清胃泌素测定

一般消化性溃疡患者的血清胃泌素水平可能稍有异常，但无诊断意义，故不应列为常规。但如怀疑胃泌素瘤，则应作此项测定。血清胃泌素水平一般与胃酸分泌成反比：胃酸减少，胃泌素水平高；胃酸增多，胃泌素水平低。但胃泌素瘤则两者同时升高。

【诊断】

病史分析中，消化不良症状和/或上消化道出血（呕血和/或黑便）是诊断本病主要线索，但不具特异性。确诊主要依靠内镜检查，X 线钡餐检查作用有限。

（一）内镜检查

可对胃十二指肠黏膜直视观察，发现溃疡，取黏膜活检（病理检查和 *H. pylori* 检测），溃疡出血者还可行再出血风险评估和止血治疗。内镜检查诊断消化性溃疡和鉴别胃良、恶性溃疡的准确性均显著高于 X 线钡餐检查。

1. 内镜下溃痛分期

分成活动期（active stage，A）、愈合期（healing stage，H）和瘢痕期（scar stage，S），其中每一病期又分为两个阶段。

2. 溃疡出血的 Forrest 分类

可预测溃疡再出血风险，指导临床处理。根据溃疡基底所见分类，分成Ⅰa：活动性喷血、Ⅰb：活动性渗血、Ⅱa：血管裸露（未出血）、Ⅱb：黏附血凝块、

Ⅱc：平坦色素点和Ⅲ：洁净底。活动性出血、血管裸露和黏附血凝块者，溃疡再出血风险较高。

（二）X 线钡餐检查

随着内镜检查普及，现已少用。钡餐检查发现的胃溃疡均需内镜检查证实和活检，以排除恶性溃疡。检查多采用气钡双重造影，龛影是溃疡的直接征象，局部痉挛、激惹现象、十二指肠球部畸形和局部压痛等是间接征象。

【鉴别诊断】

本病主要临床表现为上腹疼痛或不适等消化不良症状，所以需与其他有消化不良症状的疾病鉴别；胃溃疡必须与胃恶性溃疡鉴别；此外，亦需与表现为消化性溃疡的卓-艾综合征鉴别。

（一）与有消化不良症状的其他疾病鉴别

不少其他疾病，包括胃食管反流病、功能性消化不良（包括慢性胃炎）、胃癌和肝胆胰等器官疾病也可以产生消化不良症状，仅根据症状难以鉴别，内镜检查是确定有无消化性溃疡最可靠手段。

（二）胃溃疡与胃癌鉴别

溃疡型胃癌，特别是早期胃癌的内镜表现易与胃良性溃疡混淆。内镜检查发现的胃溃疡均应取活检，并尽可能在治疗后复查内镜以证实溃疡愈合。晚期溃疡型胃癌内镜下形状多不规则，底凹凸不平，苔污秽，边缘呈结节状隆起，易与胃良性溃疡鉴别。

（三）卓-艾综合征

亦称胃泌素瘤，其分泌的大量胃泌素刺激壁细胞增生和分泌大量胃酸/胃蛋白酶原，使上消化道持续处于高酸环境。因此除了在典型部位（胃、十二指肠球部）发生溃疡外，也可在不典型部位（十二指肠降段、水平段、甚至近端空肠和胃大部切除后的吻合口）发生溃疡。这种溃疡易并发出血、穿孔，具有难治性特点。部分患者可伴有腹泻，这是由于进入小肠的大量胃酸损伤肠黏膜上皮细胞和影响胰脂酶活性等所致。对难治、多发、不典型部位、胃大部切除后迅速复发和/或伴有腹泻的消化性溃疡，和/或内镜检查发现胃黏膜皱襞显著粗大、增生者，应警惕胃泌素瘤可能。胃液 pH 测定（<2.0）、血清胃泌素测定（停服 PPI 2周，>500ng/L）、血铬粒素 A（chromogranin A）测定以及激发试验（胰泌素试验阳性）有助于胃泌素瘤定性诊断；超声检查（包括超声内镜）、CT、MRI、选择性血管造影、生长抑素受体闪烁显像等有助于胃泌素瘤定位诊断。

【并发症】

出血、穿孔和胃出口梗阻是消化性溃疡主要并发症。近二十年来，有效抗溃疡药物的不断问世和根除 *H. pylori* 治疗的广泛开展提高了溃疡愈合率、降低了复发率，因而溃疡并发症发生率也显著下降。

（一）上消化道出血

是消化性溃疡最常见并发症，DU 并发出血的发生率比 GU 高，十二指肠球部后壁溃疡和球后溃疡更易发生出血。约 10%~20% 的消化性溃疡患者以出血为首发症状，在 NSAIDs 相关溃疡者中这一比率更高。在上消化道出血的各种病因中，消化性溃疡出血约占 30%~50%。

出血量多少与被溃疡侵蚀的血管大小有关。侵蚀稍大动脉时，出血急而量多；而溃疡基底肉芽组织的渗血或溃疡周围黏膜糜烂出血的量一般不大。溃疡出血轻者只表现为黑便，重者出现呕血以及失血过多所致循环衰竭的临床表现，严重者可发生休克。消化性溃疡患者在发生出血前常有上腹疼痛加重的现象，但一旦出血后，上腹疼痛多随之缓解。部分患者，尤其是老年患者，并发出血前可无症状。

消化性溃疡病史和上消化道出血临床表现，可作为诊断线索。但须与急性糜烂性胃炎、食管或胃底静脉曲张破裂、食管贲门黏膜撕裂症和胃癌等所致的出血鉴别。应争取在出血 12~24 小时内行急诊内镜检查。内镜检查的确诊率高，不仅能观察到出血部位、病变和出血状态，还可在内镜下采用注射或喷洒止血药物、止血夹钳夹、激光、微波、热电极等方法止血。

（二）穿孔

溃疡病灶向深部发展穿透浆膜层则并发穿孔。溃疡穿孔在临床上可分为急性、亚急性和慢性三种类型。急性穿孔的溃疡常位于十二指肠前壁或胃前壁，发生穿孔后胃肠内容物渗入腹膜腔而引起急性腹膜炎。十二指肠后壁或胃后壁的溃疡深达浆膜层时已与邻近组织或器官发生粘连，穿孔时胃肠内容物不致流入腹腔，称之为慢性穿孔或穿透性溃疡。邻近后壁的穿孔或穿孔较小而只引起局限性腹膜炎时，称亚急性穿孔。

溃疡急性穿孔的主要表现为急性腹膜炎。突然出现剧烈腹痛，腹痛常起始于中上腹或右上腹，呈持续性，可蔓延到全腹。患者有腹肌强直、腹部压痛和反跳痛；肠鸣音减弱或消失；肝浊音界缩小或消失，表示有气腹存在。外周血白细胞总数和中性粒细胞增多，腹部 X 线透视时可见膈下游离气体。亚急性或慢性穿孔的临床表现不如急性穿孔严重，可只表现为局限性腹膜炎。后壁溃疡穿透时，原来的疼痛节律往往发生改变，疼痛放射至背部，治疗效果差。

消化性溃疡穿孔须与急性阑尾炎、急性胰腺炎、宫外孕破裂、缺血性肠病等急腹症相鉴别。

（三）胃出口梗阻

80%以上由 DU 引起，其余为幽门管溃疡或幽门前区溃疡所致。产生的原因分两类：一类是溃疡活动期溃疡周围组织炎性充血、水肿或炎症引起的幽门反射性痉挛所致，此类胃出口梗阻属暂时性，内科治疗有效，可随溃疡好转而消失。另一类是由于溃疡多次复发，瘢痕形成和瘢痕组织收缩所致，内科治疗无效，多需内镜下扩张治疗或外科手术。

胃出口梗阻引起胃滞留，临床上主要表现为上腹部饱胀不适和呕吐。上腹饱胀以餐后为甚，呕吐后可减轻，呕吐物量多，内含发酵宿食。呕吐次数一般不多，视幽门通道受阻的程度而定。患者因不能进食和反复呕吐而逐渐出现体弱、脱水和低氯低钾性碱中毒等临床表现。清晨空腹时插胃管抽液量>200ml，即提示有胃滞留。上腹部空腹振水音和胃蠕动波是胃出口梗阻的典型体征。

【治疗】

治疗目的在于除去病因（幽门螺杆菌、吸烟，尽可能停服 NSAID/阿司匹林）、消除症状、愈合溃疡、防止溃疡复发和避免并发症。消化性溃疡在不同患者的病因不尽相同，发病机制亦可能各异，所以每一病例的处理应个体化。

（一）一般治疗

生活要有规律，注意劳逸结合，避免过度劳累和精神紧张。溃疡活动期应避免辛辣食物和浓茶、咖啡、酒等饮料，吸烟者应尽可能戒除。服用 NSAID/阿司匹林者是否停服，应根据相关病情决定。

（二）药物治疗

20 世纪 70 年代以前本病的治疗主要用抗酸剂和抗胆碱能药物，H_2-RA 西咪替丁的问世是消化性溃疡治疗史上的第一次革命（Black 获得 1988 年度诺贝尔医学奖），近年来倡导的根除 *H. pylori* 是治疗史上的第二次革命（Marshall 和 Warren 获得 2005 年度诺贝尔医学奖）。

（一）根除 *H. pylori*

目前的共识是不论溃疡初发或复发，不论溃疡活动或愈合，不论有无溃疡并发症史，*H. pylori* 相关性溃疡均应行根除治疗。

（1）治疗方案：因为多数抗生素在胃低 pH 环境下活性降低和不能透过黏液层到达细菌定植处，所以迄今为止尚无单种药物能有效根除 *H. pylori*。为此，发

展了将抗酸分泌剂、抗生素和起协同作用的铋剂联合应用的治疗方案。随着
H. pylori 对克拉霉素、甲硝唑和左氧氟沙星等抗生素耐药率上升，经典三联疗法
根除率已显著下降。我国"第四次全国幽门螺杆菌感染处理共识报告"（2012
年）主要推荐 PPI+铋剂+两种抗生素的四联疗法，PPI 联合铋剂可在一定程度上
克服抗生素耐药，推荐的疗程为 10 天或 14 天。

（2）根除治疗结束后是否继续抗溃疡治疗：DU 如无并发症史、溃疡面积较
小和治疗后症状消失者，可不再继续抗溃疡治疗；但有溃疡并发症史、溃疡面积
较大或抗 *H. pylori* 治疗结束时患者症状未缓解者，应在抗 *H. pylori* 治疗结束后继
续用抗酸分泌剂治疗 2~3 周，总疗程达到约 4 周。GU 在根除 *H. pylori* 治疗后仍
应继续抗酸分泌治疗 4 周。

（3）根除治疗后复查：应在治疗完成后不少于 4 周时进行，复查前至少停用
PPI 2 周，以免造成假阴性。因为 GU 需内镜证实溃疡愈合以排除恶性，故可用
侵入性方法复查。DU 可用非侵入性的 ^{13}C-或 ^{14}C-尿素呼气试验复查。

（二）抗酸分泌

常用的抗酸分泌药物有 H2-RA 和 PPI 两大类，后者作用于壁细胞胃酸分泌
步骤中的关键酶-H^+-K^+-ATP 酶，属于终末抑制，抑制胃酸分泌作用比前者强而
持久。碱性抗酸药物中和胃酸，对缓解溃疡疼痛有一定效果，但愈合溃疡率低，
现已少用。

溃疡愈合特别是 DU 的愈合与酸分泌抑制强度和抑制时间成正比，故 PPI 的
疗效显著高于 H_2-RA（前者愈合率高约 10%~20%）。用 PPI 治疗，一般推荐的
疗程为 DU 4 周，GU6 周，溃疡愈合率可达 90%或以上。

（三）保护胃黏膜

目前除胶体次枸橼酸铋用于根除联合治疗外，胃黏膜保护剂已很少用于消化
性溃疡治疗，药物主要有以下 3 种：

（1）硫糖铝：抗溃疡机理主要与其黏附、覆盖在溃疡面上阻止胃酸、胃蛋

白酶侵袭溃疡面和促进内源性 PGs 合成等有关，其愈合溃疡的疗效与 H_2-RA 相似，可用于 GU 治疗。便秘是其主要不良反应。

（2）胶体次枸橼酸铋：除有与硫糖铝相似作用外，还有较强抗 *H. pylori* 作用，目前主要用于根除 *H. pylori* 联合治疗。短期服用胶体次枸橼酸铋者除了舌发黑外，很少出现不良反应；为避免铋在体内过量积蓄，不宜连续长期服用。

（3）米索前列醇：属于 PG E1 类似物，主要用于 NSAID/阿司匹林相关溃疡的预防。腹泻是其主要不良反应；可引起子宫收缩，孕妇忌服。

（四）一些特殊溃疡的处理

1. NSAIDs 相关溃疡

（1）治疗：单纯 NSAIDs 相关性溃疡停服 NSAIDs 后，可用常规抗溃疡方案进行治疗。如不能停服 NSAIDs，则应该选用 PPI 进行治疗。

（2）预防：当病情需要继续服用 NSAIDs 时，应尽可能选用对胃肠道黏膜损害较轻的药物或应用选择性 COX-2 抑制剂，但须注意后者对心血管疾病的风险。既往有消化性溃疡病史或有严重疾病、高龄等因素对溃疡及其并发症不能承受者或同时应用抗凝药物、肾上腺皮质激素等药物者，可预防性的同时服用抗溃疡药，如 PPI 或米索前列醇。

（3）伴 *H. pylori* 感染者的处理：*H. pylori* 感染和 NSAIDs 摄入是溃疡发生的两个独立危险因素，两者致溃疡机制不同。长期服用 NSAIDs 前根除 *H. pylori* 可降低 NSAIDs 相关溃疡的发生率。

2. 难治性溃疡的处理

（1）积极寻找溃疡病因：包括是否有 *H. pylori* 感染，排除 *H. pylori* 感染假阴性、服用 NSAID/阿司匹林或胃泌素瘤的可能性；排除类似消化性溃疡的恶性溃疡及其他病因如克罗恩病、结核等所致的良性溃疡。吸烟者要戒烟。明确溃疡病因后作相应处理。

（2）优化胃酸抑制：空腹（餐前半小时）服用 PPI 的疗效比餐后服用高。PPI 的代谢或抑酸强度存在个体差异，受到宿主细胞色素 CYP2C19 基因多态性影响。选择受 CYP2C19 基因多态性影响较小的 PPI 如埃索美拉唑或雷贝拉唑，可减少个体差异，提高疗效。尽管多数消化性溃疡用标准剂量 PPI 每日 1 次治疗即可愈合，但少数患者需要用加倍剂量 PPI 治疗（每日 2 次）才能获得满意的抑酸效果。

（3）酌情延长疗程：溃疡的愈合速度受到溃疡大小的影响，巨大溃疡（直径>2cm）愈合所需要的时间>8 周，故应适当延长疗程。

（五）溃疡复发、出血的预防

H. pylori 相关性溃疡在根除 *H. pylori* 后溃疡复发率显著降低，但下列消化性溃疡患者仍有较高复发率：①难以停服 NSAID/阿司匹林；②非 *H. pylori*－非 NSAID 溃疡；③*H. pylori* 难以根除。出血是溃疡最常见并发症，在高龄、伴存其他严重疾病的患者，出血量大时可危及生命，应作为复发预防的重点。预防的主要措施是维持治疗，药物包括 PPI 和 H_2-RA，目前多推荐用标准剂量 PPI 半量或全量长期维持，对高危患者（不能停服 NSAID/阿司匹林、有溃疡出血史，或高龄、伴存的严重疾病对溃疡复发难以承受者）推荐 PPI 全量维持。

（六）手术治疗

适应证为：①消化性溃疡大出血内镜下治疗和（或）动脉栓塞介入治疗失败；②急性穿孔；③瘢痕性幽门梗阻；④不能排除恶性的胃溃疡。

【预后】

药物治疗的进展已极大地改善了消化性溃疡预后。目前消化性溃疡死亡率已降至1%以下，死亡的主要原因是大出血或急性穿孔，尤其是发生于老年和/或伴存有其他严重疾病的患者。

参考文献

[1] 中国医师协会急诊医师分会. 急性中毒诊断与治疗中国专家共识[J]. 中华急诊医学杂志,2016,25(11):1361-1375.

[2] 中国医师协会急诊医师分会. 急性百草枯中毒诊治专家共识(2013)[J]. 中国急救医学,2013,33(6):484-489.

[3] 张之南,沈悌. 血液病诊断及疗效标准[M]. 3 版. 北京:科学出版社,2007.

[4] 林果为,王吉耀,葛均波. 实用内科学[M]. 15 版. 北京:人民卫生出版社,2017.

[5] 王振义,李家增,阮长耿. 血栓与止血基础理论与临床[M]. 3 版. 上海:上海科学技术出版社,2004.

[6] 林果为,王吉耀,葛均波. 实用内科学[M]. 15 版. 北京:人民卫生出版社,2017.